·知心简易方法·减肥不减健康·

健康减肥五步走

赵之心 著

中国盲文出版社

图书在版编目（CIP）数据

健康减肥五步走：大字版 / 赵之心著. —北京：中国盲文出版社，2015.12

ISBN 978－7－5002－6808－6

Ⅰ.①健… Ⅱ.①赵… Ⅲ.①减肥—基本知识 Ⅳ.①R161

中国版本图书馆 CIP 数据核字（2015）第 307332 号

健康减肥五步走（大字版）

著　　者：赵之心
出版发行：中国盲文出版社
社　　址：北京市西城区太平街甲 6 号
邮政编码：100050
印　　刷：北京汇林印务有限公司
经　　销：新华书店
开　　本：787×1092　1/16
字　　数：75 千字
印　　张：9.5
版　　次：2015 年 12 月第 1 版　2017 年 3 月第 2 次印刷
书　　号：ISBN 978－7－5002－6808－6/R・967
定　　价：18.00 元
销售服务热线：（010）83190297　83190289　83190292

目　录

第二步 认清各种减肥方法

第三步 控制饮食是基础

逃离误区

第四步 科学运动是关键

第五步　健康心理做后盾

结束语

前言

　　"减肥"是时下最猛烈的流行风，报纸、杂志、电视、网络，无一不充斥着五花八门的减肥方法，叫人眼花缭乱，应接不暇。这些方法虽是良莠不齐，诱人的效果却让那些渴望瘦身的人们蜂拥追随，哪还顾得上去分辨其真伪呢？可尝试过后，有多少人成功减肥，健康瘦身了呢？相反，却有不少人弄得身体机能失调，"肥"没有减下来，"病"却接踵而至了。

　　俗话说"知己知彼，百战不殆"。你了解自己的身体吗？你是真的肥胖吗？肥胖的原因是什么？你了解那些风靡的减肥方法吗，它们的减肥原理是什么，适不适合你？……很多很多的疑问，你都清楚了吗？如果真的清楚了，才真正做到了"知己知彼"，才有信心与实力跟"肥胖"打一场持久战，才能大功告成，成为胜利者！

　　本书从"减肥不减健康"的理念着手，指导朋友们在减肥的旅途中，一步一步坚实而正确地走下去，循序渐进，树立健康的减肥观念，调整减肥过程中的心理状态，再加上控制饮食和科学运动，并积极巩固成果，习惯成自然；只有这样，我们才能成功减肥，收获一个健康苗条的身体！

第一步

观念正确事半功倍

如果你只是因为羡慕别人的好身材，或是朋友一句见面语"好久不见，你胖了"，或是去年没穿几次的衣服今年却穿不进去了，刺激了你敏感的神经，一时兴起，要重塑完美身材，那在减肥之前，你就得用心读读下面的问题，认识自己，认识肥胖，再决定是不是真的要减肥，这是成功减肥的第一步。

肥胖威胁人类健康

据统计，因疾病死亡者中，有 15％～20％ 的人有肥胖症。肥胖症容易引发心血管疾病，特别是冠心病，许多高血压的病人同时又是肥胖症患者。肥胖症患者血浆中的甘油三酯及低密度脂蛋白粒子含量增高，高密度脂蛋白粒子浓度低下，当其体重恢复正常水平以后，血浆中的甘油三酯及脂蛋白的浓度又恢复正常水平。糖尿病特别是晚发性糖尿病与肥胖症也有直接关系，肥胖症患者血液内胰岛素浓度比正常人高。

此外，肥胖症患者动作迟缓，工作易疲劳，常有腰、背、腿疼等关节病，不能耐受高温。随着现代社会的发展，生活水平的提高，肥胖症有逐年增加的趋势。据统计，在发达国家肥胖症患者占成年人口的 35％。

你胖吗？

当你尽情享受美味食物的时候，当你大把大把往嘴里塞零食的时候，当你找种种借口拒绝锻炼，躺在舒适的床上呼呼大睡的时候，你有没有想到赘肉已悄悄地爬上了你身体的某些部位，不知不觉间你可能已经进入了肥胖者的行列呢？

那么你到底是不是属于肥胖者呢？我们来了解下"肥胖"的科学定义：医学意义上的"肥胖"，是指体内脂肪堆积过多，特别是甘油三酯积聚过多而导致体重超过标准的一种状态。生活中经常说的"肥胖"，大多言过其实：身体机能退化、饮食偏嗜、营养摄入过多等难免导致一些人局部脂肪层增厚。大多数人只是小腹稍稍突起，略显丰满了一点，体重并未超过标准。

那么，判断肥胖的标准究竟有哪些呢？大体有四种：肥胖度、体重指数、腰围、体内脂肪含量。具体衡量方法见下表：

肥胖度	肥胖度＝（实际体重－标准体重）÷标准体重×100％	在±10％之内，称之为正常适中
	南方人标准体重＝（身高（厘米）－150）×0.6＋48公斤	超过10％，称之为超重 20％～30％之间，称之为轻度肥胖
	北方人标准体重＝（身高（厘米）－150）×0.6＋50公斤	30％～50％之间，称之为中度肥胖
	儿童标准体重（1～12岁）＝年龄×2＋8公斤	超过50％，称之为重度肥胖

体重指数	BMI＝体重（公斤）/身高^2（米）	正常体重：BMI 在 20～24 之间 超重：BMI 在 24～28 之间 肥胖：BMI 大于 28
腰围	反映脂肪总量和脂肪分布的综合指标	男性正常腰围应≤85 厘米（2.55 尺） 女性腰围应≤80 厘米
体内脂肪含量	生物电阻抗法	男性正常值为 12%～20%，≥25%为肥胖 女性正常值为 20%～30%，≥33%为肥胖

怎么就长胖了呢？

如果你被划进了肥胖的队伍，就要好好思考一下，是什么原因造成现在的身体状态？找出原因才可以对症下药。人体在能量代谢过程中，摄入食物所产生的能量没有消耗完，就会在体内转变为脂肪储存起来，超过一定标准就导致了肥胖。总之，肥胖的根本原因，归结为一句话就是：人体能量摄入和消耗的不平衡。具体表现在：

饮食因素：关注饮食习惯

饮食因素是造成肥胖的主要因素，包括摄入能量过多、膳食不均衡和饮食习惯不合理。摄入能量过多，尤其指吃的糖和油脂等过多，冰激凌、巧克力、雪糕里面的植物脂肪也不能忽略，热量都很高，是肥胖的"罪魁祸首"；膳食不均衡主要指维生素和矿物质摄入过少，造成糖类和脂肪分解受阻，过多地在体内聚积；另外不合理的饮食习惯也会造成肥胖，如不吃早餐、晚餐吃得过多、吃得过快、暴饮暴食等。

运动因素：关注适度运动中的热量消耗

大家都知道，运动量少，消耗能量就少，是肥胖的另一主要因素。比如人体每天所需热量大约为2400千卡，其中用于基础代谢的热量为1200千卡，适量的运动（包括走路、日常活动等）需要消耗1200千卡。如果每天不运动或运动量少，现代人大约每日有200～400千卡热能没用完，就会转化为20～40克的脂肪。但我们强调的运动减肥更关注于靠适度的运动让肌肉代谢状态兴奋，从而降低脂代谢过程中脂肪的储存量。

遗传因素：关注家庭生活方式（家庭习惯性饮食方式）

有些人体内存在一种肥胖基因，这种基因可以促使身体利用一切食物，并将吸收的营养物质储存起来。此外，人体脂肪的分布也与遗传因素有关。

内分泌因素：关注内分泌疾病

激素分泌异常，影响新陈代谢，导致脂肪合成过多。

神经因素：关注心理疾病

调节人食欲的中枢神经有病变，无法控制食量导致肥胖。

生理因素：关注不同性别的人在不同年龄阶段的生理特质

如：女性在生长、妊娠、哺乳、绝经后等特殊时期容易发胖；青少年在青春期容易发胖，而且此时的肥胖大大增加了他们进入中年、老年后的肥胖几率。

从少到老，远离肥胖，健康一生

想要拥有一生的健康，就要拒绝肥胖！了解一生中容易发生肥胖的时期，在这些时期内注意能量摄入和消耗的平衡，就会大大减少肥胖发生的几率。

首先是婴幼儿期。这阶段宝贝体形胖瘦交替本是身体生长发育的正常表现，可是有些家长认为宝贝胖胖的才健康，总是希望孩子能够更胖一些，为此狂轰滥炸地给孩子补充各种营养，使孩子营养过剩，最终导致肥胖。

其次是青春发育期。这也是一个人生长发育的高峰期，这时候如果不注意合理的饮食，一味地补充营养，又不注意运动，很容易造成肥胖。而这阶段体形的肥瘦很大程度上决定了成年后的体形。

最后就是人体机能开始下降的初期，女性始于 28 岁，男性始于 32 岁。在这个年龄段，人体骨骼、肌肉衰竭的速度很快；而这个年龄段的人，工作和家庭大都比较稳定，饮食摄入量平稳，营养吸收能力良好，加上各种事务繁多，很少有时间运动，很容易形成肥胖。这时候的肥胖给老年以后的各种慢性疾病埋下了隐患。在这个时期科学地安排饮食和运动，缩短脂代谢兴奋的过程，就可以减少肥胖的发生。

此外，还要注意女性在妊娠哺乳期的肥胖。这主要受到我们传统观念"多吃对孩子好"的影响，其实母亲过度肥胖既不利于生产，也容易导致孩子将来的肥胖，因此，怀孕期间也要控制饮食和做适当的运动。

如何健康减肥？

肥胖会带来健康问题，但这些问题可能不会马上出现，很可能是几年以后才接踵而来，而且会相当复杂。所以肥胖者不能因为现在身体没什么事就麻痹大意，必须适当减肥，控制好体重，这样才能降低未来的健康风险。

但减肥也要讲究健康方法，科学地安排饮食和体育锻炼。专业上的健康减肥是指在医生指导下的综合行为，包括合理的饮食、个性化的运动、规律的生活、良好的情绪，加上辅助物理治疗、药物治疗、手术治疗等。任何一种单一的减肥方法都可能在把体重减下来的同时，使身体失去过多的肌肉，并造成神经系统功能低下、代谢萎靡，使整个人体的机能处在一个非正常的状态上，对我们的健康造成不同程度的损害。健康减肥并不像我们把衣服里的水挤掉那么简单快捷，它是一个过程，在这个过程中既要控制脂肪代谢，还要保证身体的其他系统正常运转。

生活中，绝大多数减肥者都希望体重下降越快越好，越多越佳，最好"一天减成个瘦子"。但肥胖不是一天形成的，而是一天天积累起来的，所以也没有哪种方法能让人一天就瘦下去，即使有些方法能够让人在短时间内减轻体重，那也是以损害健康为代价的。

最安全的减肥速度是每周减肥0.5公斤，即每个月减去身上2公斤的脂肪，最好不要超过5公斤，否则会因为减肥速度太快引发各种疾病，出现头昏眼花、心率失常、血压降低、心慌胸闷等症状。

此外，通过严格节食和超负荷运动，的确可能达到短时间内瘦身的目的，但是我们的身体是有记忆能力的，一旦我们恢复正常生活，这种记忆能力就可能让身体迅速反弹回到原来的状态。反弹后想再用节食和运动的方法来减肥就很难奏效了。我们身体的这种特有的记忆功能是造成减肥失败的重要因素。

健康的减肥过程是长期的，控制体重一点点地下降，如此坚持一年到两年的时间，这样人体才不会受伤害，还能使身体进入一个更好的运转状态。

之心话语

据了解，90％以上的人在第一次减肥时都不咨询医生，而是自作主张实验各种减肥方法，尝试不同的减肥食品或药品。这种做法是不可取的。真正肥胖的人在开始减肥之前必须咨询医生或有关专家，他们会帮你找准形成肥胖的原因，然后根据你的身体情况为你制订综合的减肥计划，这样不但能将减肥对你身体的伤害减低到最小，而且可以有效地改善你的身体机能。

提高代谢自然减肥

有人常大快朵颐却骨感迷人，有人闻着香味也要长胖一两，这跟人们与生俱来的新陈代谢水平有关。每个人的新陈代谢水平都不同。新陈代谢水平高的人能够更多更快速地将热量消耗掉，他们就是令人嫉妒的"天生瘦人"，他们不但不用节食，相反还常常感到饥饿，总是吃东西也不会发胖！而"天生胖人"却因为新陈代谢水平较低，身体利用和消耗能量的速度较慢，容易产生剩余热量，被身体贮存起来，造成肥胖。

不但每一个人的新陈代谢各不相同，同一个人在不同的年龄阶段新陈代谢水平也会不同。统计显示，新陈代谢率会随着年龄的增加而降低，平均每10年约降低2%。如果你30岁时还和20岁时吃得一样多，又不肯增加活动量，自然会发胖了。

而且一天之中，人的新陈代谢水平时时都在发生变化。通常早晨的新陈代谢水平最高，晚上睡觉的时候最低。所以减肥时的饮食安排也要考虑用餐时间的新陈代谢水平，科学地摄入一天所需的热量。最简单的方法就是早餐要吃饱，午餐要吃好，晚餐要吃少。

我们身体的"成分"是决定新陈代谢的主要因素。根据研究显示，你所拥有的肌肉越多，你的新陈代谢率就越快。这也就解释了为什么男性的新陈代谢平均值比女性要高 20%～40%。如果你能在允许的范围内提高自己的新陈代谢水平，那么你每天的活动就相对消耗了更多的热量，自然就减肥了。那么具体怎么做呢？

虽然很多女士不喜欢，但提高新陈代谢水平的方法中，排在第一位的仍然是力量练习。所谓力量练习是指使用哑铃、杠铃或机械式机器等力量训练器材，来增进肌肉质量和含量的训练。专家们认为力量练习是最有效的增加和保存肌肉的方式。每增加 1 磅肌肉，每天可以提高代谢率 15 千卡。

排在第二位的是那些能在长时间内保持较高的心率水平从而促进新陈代谢的心肺运动。根据强度不同，心肺运动可以使新陈代谢率提高 20%～30%，并且可在练习结束后保持 12 小时。运动量每增加一个等级，身体的新陈代谢率将提高 10%。

最"懒"而有效的方式是腹式呼吸：吸气时腹腔会涨到吐气时的 1.8 倍，是一种坐而不动且有助于提高新陈代谢率的有氧运动。

减肥速度快快快，健康指数降降降

整个人体是一个大的系统，维护这个系统主要依靠我们的行为模式和饮食模式。如果我们为了减肥在短时期内采用一种新的模式，比如加大运动量和降低饮食中的能量摄入，人体各器官的机能会在新模式下进行相应的调节。这种调节可能会在短时间内使体重大幅度下降，但由此给身体带来的伤害也是急于求成的减肥者不可不知的：

1. 代谢率下降

一般而言，追求快速减肥的人通常采用极低热量的食谱，这样往往在减轻体重的同时也降低了身体的基础代谢率，一旦恢复正常饮食，由于代谢率已经下降，反而会使热量剩余过多造成反弹，形成越减越胖的恶性循环。

2. 体力和免疫力下降

快速减肥容易造成营养不均衡，使骨骼、肌肉、神经系统受到伤害，导致体力不济，免疫力明显下降，使得感冒、腰酸背痛等症状接踵而来。

3. 体内脂肪比重不断增加

体重快速下降时，通常身体先失去的是水分，之后才是脂肪，但体重反弹的时候，长回来的却多是脂肪。减肥速度太快很容易反弹，体重这样上上下下、忽增忽减，恶性循环，使得体内脂肪比重不断增加，成为减肥族的一大梦魇。

4. 器官功能失调

在体重上上下下、热量摄取不足、营养不均衡的情况下，体内器官怎能不亮红灯、拉警报呢？例如胃肠等消化器官功能受损，会造成消化不良、溃疡等疾病。

5. 皮肤不再水嫩

体重在短期内下降过多，很可能造成体内激素分泌失调，这会影响皮肤的健康状况，使皮肤变得粗糙灰暗，也可能长粉刺、青春痘等。

6. 女性经期紊乱甚至停经

对于女性来说，减肥的速度过快可能造成经期不规律，严重者可能因激素代谢异常而停经，这些伤害有时候甚至是不可恢复的。

由此看来，减肥速度过快带来的伤害无法估计，所以一定要慎重！

女性减肥的三个危险期

当今社会中，50％的女性为了身体苗条而盲目减肥，其实近20％的女性并不肥胖，但为了身材更好也加入了减肥行列。研究发现，女性在三个特殊生理期减肥会给身体带来巨大的伤害，值得特别注意：

1. 青春期减肥——闭经

青春期的女性需要积累一定的脂肪（约占总体重的17%）才能使月经初潮如期而至，并使月经保持每月一次的规律性。如果在这一时期盲目减肥，则有可能导致初潮迟迟不来，已来初潮者则会发生月经紊乱或闭经，严重影响自身健康。

此外，对于女性来说，让身体保持合适的脂肪量是非常重要的，脂肪量不足的女人显得很"干"，没有那种"珠圆玉润"的感觉。

2. 生育期减肥——不孕

如果说青春期减肥对身体造成的伤害还可以有弥补的机会，那么处于生育期的女性盲目减肥，很可能铸成后悔一辈子的事。女性要完成生儿育女的使命，同样需要积累充足的脂肪。女性的脂肪量需占体重的22%才可能受孕，达到28%以上才有足够的能量储备以维持"十月怀胎"和产后3个月的哺乳所需。如果母亲没有足够的脂肪储备，母子的健康都会受到影响，甚至留下终身的健康问题。

3. 哺乳期减肥——损害宝宝健康

减肥意味着要限制脂肪的摄入，而脂肪恰恰是乳汁的重要来源，当脂肪摄入不足时，人体就会通过体内调节系统动用储备的脂肪来产奶，但储备的脂肪中可能含有对宝宝发育不利的物质。其实，哺乳就是最好的减肥手段了！

盲目减肥危害多

保持合理的体重是维持身体健康的重要物质基础，为了"好看"而盲目减肥，可能造成无法挽回的健康问题：

1. 猝死

减少食量、限制热量摄入是一种常见的减肥方法，只要坚持，就能收到良好的效果。但一定要保证每天摄入的热量不低于 1000 千卡，因为有研究证明，如果低于这个标准就可能危及心脏，轻者发生心率改变，重者可出现与饿死者相同的心脏病症，有猝死的危险！所以，节食只能作为突破减肥平台期的手段偶尔使用。

2. 脱发

在你不断减少营养摄入消耗脂肪的同时，有没有发现自己在脱发，而且情况愈来愈重？这症结就在于头发的主要成分是一种被称为鱼朊的蛋白质，其中包含不少的锌、铁、铜等微量元素，而节食减肥的人蛋白质及微量元素往往会摄入不足，致使头发因严重营养不良而脱落。均衡营养对减肥者来说尤为重要。如果不能全面考虑每天的营养素摄入量，减肥的时候最好还是适当地摄入一些肉食吧。

3. 损害脑细胞

盲目减肥所造成的营养缺乏可能使脑细胞的受损严重，直接结果是会导致记忆力减退、反应迟缓。德国的研究人员近期发现：人体内储备的脂肪能刺激大脑、增强大脑处理信息的能力，强化短期与长期记忆。而盲目减肥所造成的脂肪损耗可能导致记忆力严重受损。所以为保护你的大脑功能，减肥之举当慎之又慎。

4. 易患心脏病

据美国研究人员调查，因反复用药物减肥而罹患心脏病，已成为 40 岁以上的男性减肥者的一大威胁，这些患者还容易感染结核病、肝炎等慢性传染病，患上胃下垂、抑郁症等疾病的概率也很高。因此减肥者要坚持节食与运动相结合，巩固减肥效果，保持体重稳定，防止反弹。否则不如不减肥。保持体重稳定对健康尤为有益。有很多人都有这样的经历：吃药（减肥药），体重下降；停药，体重反弹。就在这"下降—反弹"的周期中，肌肉被消耗了，而脂肪却增加了，因为反弹回来的几乎都是脂肪。这就是靠药物减肥者容易变得虚胖没有力气的原因！

5.诱发胆结石

脂肪和胆固醇摄入严重不足时，胆囊便不能向小肠输送足够的胆汁，使得胆囊中的胆汁积滞，胆盐呈过饱和状态存在，这就促成了结石的形成。

6.造成骨质疏松

脂肪组织是除卵巢以外制造雌激素的重要场所，体瘦或减肥过度的妇女往往体内雌激素水平较低，而骨骼中的钙和其他营养物质含量在很大程度上要靠雌激素来维持。因此盲目减肥者容易患骨质疏松症，也容易发生骨折。

青壮年盲目减肥也许短期不会出现什么问题，但很可能给中年乃至老年时期埋下提前衰老、引发慢性疾病等健康隐患。

逃离误区

体重减轻就等于减肥成功吗？

减肥成功的科学标准应该是减去人体多余的脂肪，使脂肪占人体重量的比率明显降低。所以单看体重并不能正确反映出减肥的进度，应进行肌脂比例的测试，长期观察减肥的成果。肌脂比例有所改善，体重不一定减轻，却足以证明你的减肥成功；如果体重有明显变化，但肌脂比例并不好，可能意味着你的减重影响了身体健康。

减肥就要清理肠道？

现在很多减肥方法都打着清理肠道、排除毒素、解决宿便问题的旗号。肥胖的确与宿便有关，但宿便却不是单纯靠清理肠道就能够解决的问题。宿便沉积的最根本的原因，是长期以来的饮食偏嗜，如偏爱吃肉、精米、精面，肠道内易形成粘稠物；很少食用糙米面、红薯、芹菜等渣性食物（富含纤维素类食物），会使肠蠕动不够。这些都会导致排便不畅，形成宿便。所以靠药物等手段清理肠道，只能在短期内改善宿便情况，却不能治本。失去药物的作用后，情况可能会更加严重。解决宿便问题的关键还是改善饮食习惯。

想减哪里就能减哪里？

人们常在广告中听到"减腰"、"减臀"、"减腹"等令人心动的字眼，那么，减肥真的可以想减哪里就减哪里吗？答案恐怕会令很多人失望。

　　有些减肥机构标榜按摩减肥能够通过使按摩的部位发热来燃烧脂肪，按摩哪里就能减哪里。按摩后皮肤发红、发热等的确是热量燃烧的表现，却不一定能达到减脂的目的。事实上通过按摩使身体局部发热，对减脂的作用是微乎其微的。要实现真正的减肥，还是要通过合理控制饮食和适度运动，并长期坚持。

　　那么通过局部运动是不是可以达到局部塑形的目的呢？据专家们分析：第一，局部运动消耗能量小，易疲劳，且不能持久；第二，人体脂肪的分布是有整体性的，并不是这边瘦，那边就胖，而且脂肪供能是由神经和内分泌系统调节控制的，但这种控制是全身性的，因此并不是运动哪个部位就可以减哪个部位的脂肪。比如，有人做了一段时间腹部运动，小腹不见有多大变化，脸颊却消瘦了，其原因就在于运动消耗量大于摄入热量，导致了全身脂肪的减少，而不会只减小腹，其他部位不变。因此单纯依靠局部运动来减肥是不科学的，想要在局部获得减肥成效也要建立在全身运动的基础上。

之心话语

　　能达到减脂效果的运动需要具备三个条件：第一，该运动要达到中低强度的运动心率。这里有一个公式，大家可以根据自身情况来计算：中低强度运动心率＝（220－年龄）×60％～（220－年龄）×80％。举例来说，一个20岁的人，中低强度的运动心率就是：（220－20）×60％～（220－20）×80％＝120～160次，在120次/分钟到160次/分钟之间。当他所进行的运动使他的心率低于120次/分钟，他的代谢率提高有限，运动的效果不明显；而当他进行运动时的心率高于160次/分钟，运动消耗更多的是其他物质而不是脂肪；第二，这种中低强度运动心率下的运动要持续20分钟以上，才能达到燃烧脂肪的目的；第三，这种运动必须是大肌肉群的运动，如慢跑、游泳、健身操等。以打麻将为例，因为紧张等因素，有人打麻将时心率也可以达到中低强度，而且能持续很长时间（超过20分钟），但由于它不是大肌肉群的运动，所以不能达到减脂的效果。

减肥就要拒绝脂肪？

许多人把减脂作为防病、减肥的重要手段，应该没有错。但是为此一概"拒绝脂肪"是不对的。因为脂肪是人体重要的组成成分之一，并且在一切生命体中担当"供能"的角色，是生命系统的重要一环。其作用表现在：

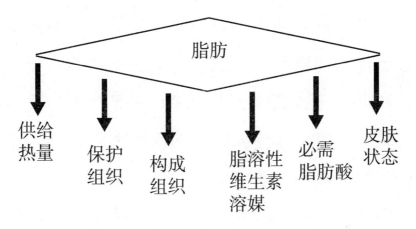

况且体内脂肪的多少并不单单取决于食用的脂肪量，因为碳水化合物、蛋白质及其他营养物质，都可以转化成人体脂肪。即便是在减肥过程中，脂肪也不总是充当反面角色，而且消化分解食物中的脂肪还能在一定程度上抑制脂肪在体内的合成。有些人为了减肥拒绝一切脂肪摄入，结果使自己营养不良，同时，还可能增加对淀粉类食物以及零食的摄取，致使减肥失败。其实只要适当地控制脂肪的摄入量并合理地利用，就可以使它发挥积极的作用而不是导致肥胖。

少睡觉能减肥吗？

那些吃饱了就睡，睡醒了又吃的人不胖才怪！因为过多的睡眠会将未能消耗的多余能量逐渐储存起来。减少多余的睡眠当然可以减肥，但如果为了减肥而缩短正常的睡眠时间（每天 7～8 小时），那就大错特错了。因为在睡眠状态下，身体的整个代谢机能处于低迷状态，而清扫毒素、修复功能增强，所以保证正常的睡眠时间有利于脂代谢的修复，睡眠过少造成脂代谢不能正常修复，同样可能导致肥胖。因为睡眠不足，人体代谢会处于亢奋状态，很可能使人吃饭的次数增多、摄入量都加大，久而久之也会变胖。

此外，研究证实有两种荷尔蒙可以影响我们的饮食行为，并且与睡眠时间相关：一种是生长素，这种荷尔蒙负责让我们感到饥饿；另一种是瘦素，它会告诉我们的大脑什么时候饥饿的感觉应该停止。当你缺乏睡眠的时候，身体的瘦素水平下降而生长素水平上升。这时候你更加渴望吃东西却不容易感到饱。而且缺乏睡眠的人更倾向于吃零食，尤其是一些高热量的糖果、高盐分的淀粉食品，长期食用这些必然导致体重增加。某项实验对 1024 个 30 岁到 60 岁的人的身体质量指数（BMI）进行跟踪记录，那些每晚只睡 3 小时的人在 15 年内体重增加了 5%。研究人员说，由于生活其他方面的影响，这个数字很可能还只是被低估的结果而已。

为什么吃得不多也胖，运动不少也不瘦？

经常会听到这样的疑问："我吃的东西并不多，为什么还是会胖？""我经常参加运动，体重怎么还是增加？"肥胖的原因多种多样，而且肥胖往往是多种原因综合作用的结果。如果减肥者吃得不多也胖，运动不少也不见瘦，很容易打击减肥的信心，可能因此会产生"何苦那么辛苦地节食运动呢？还不如好好享受生活"的心理，这可能导致更严重的肥胖。所以我们要帮肥胖者走出这个误区。如果吃得不多也胖，就要想饮食搭配是不是合理，是不是虽然吃得少，但吃的食物热量却很高？运动不少却不见瘦，就要考虑是不是自己要求减肥的速度太快了？运动和饮食减肥的关键不是多与少，而是正确！在科学的减肥过程中，无论饮食的合理控制还是运动都是需要长期坚持的，会需要几个月甚至两三年的时间，不能光看短期的效果啊！

天生是胖子？

有些减肥者经常感叹："某某怎么吃也不胖，我喝口凉水都长肉!"这可能是每个人的体质不同造成的,而体质又跟体液的酸碱度有关。什么是体液的酸碱度呢?

人每天摄取的食物经过人体正常的代谢过程,会不断产生酸性物质和碱性物质,两种物质在体液中的比例不断变化,但由于人体具有一定的调节能力,所以正常情况下能保持相对平衡,这个平衡就是酸碱平衡,平衡范围(称酸碱度,即 pH 值)在 7.35~7.45 之间,平均为 7.41,呈弱碱性。如果人体内的 pH 值小于这个平均值,就称为酸性体质。这种体质的人,他体液中的脂肪分子生成脂肪细胞的速度会加快,以缓解体液的酸化水平,从而形成肥胖。酸性体质的形成还可能使男性荷尔蒙的分泌不足,迅速导致男性机体雌性化。在弱碱环境下,人体对男性荷尔蒙的调动总量增加,使肌肉增长呈现良好状态,可以有效地遏制肥胖的形成。

每个人的体质的确与遗传因素有关,但如果因为这样就认为"我胖是天生的,减也减不掉",而放弃减肥,那就大大低估了人的主观能动作用。日常饮食是决定体质酸碱度的重要因素,如长期过量进食高糖、高脂肪、高热量食品,就容易形成酸性体质。

为了体现饮食对人体体液的影响,我们将食物分为碱性食品、中性食品和酸性食品，将饮用水分为弱碱性水、中性水和酸性水。食物被人体消化吸收和代谢后，其产物对人体体液酸碱水平有影响，饮食促进体液趋向碱性的叫碱性食品；促进体液趋向酸性的叫酸性食品。从化学角度分析，所谓食物的酸碱性，是指食物中的无机盐属于酸性还是属于碱性。呈碱性，是因为这类食物中含有占主导量的钾、钙、钠、镁等阳离子元素；呈酸性，是因为占主导量的为磷、硫、氯、碘等阴离子元素。饮用水亦然。

所以酸性体质的肥胖者，只要适当控制酸性食物的摄入量，再配合适度的肌肉运动，持之以恒，是可以改变自身体质的酸性状态的。

之心话语

生理上的酸性食品和酸味食品是完全不同的概念，食物的酸碱性不是用简单的味觉来判定的，而是由食物中所含矿物质的种类和含量多少的比率而定：钾、钠、钙、镁、铁进入人体之后呈现的是碱性反应；磷、氯、硫进入人体之后则呈现酸性反应。例如柠檬汁是酸味食品，但它却是生理上的碱性食品，因为柠檬汁富含钾元素，在被人体消化吸收和代谢后对体液的贡献呈碱性；而皮蛋是碱味食品，却是生理上的酸性食品。一般来讲，几乎所有的蔬菜都是碱性食品，水果、果仁、牛奶处于中性，谷物、油脂处于中性偏酸。按食物对体液酸碱水平趋向碱性的贡献，可以排列如下：蔬菜＞水果、奶及奶制品＞谷物、油脂＞肉类。

第二步

认清各种减肥方法

如今各种各样的减肥方法太多了，什么"苹果三日减肥法"、"牛奶神奇减肥法"、"针灸减肥法"、"××瘦身茶"等等，令人眼花缭乱，如何选择呢？首先要了解自己"致肥"的原因，再从自己的实际情况出发，选好方法，才能收到良好的减肥效果。

减肥药不能随便吃

许多人被各种减肥药"快速减肥、简单方便"的广告吸引，不惜重金购买减肥药。采取吃减肥药这种减肥方法既不用辛苦锻炼，也不用忍受控制饮食的痛苦，而且似乎总是有效的，迎合了现代人减肥的种种需求，表面上看来的确是减肥良方。但是，很多人并不了解，使用减肥药需要注意很多问题。首先市面上的减肥药种类很多，要注意根据自身情况谨慎选择。减肥的药物主要有：食欲抑制剂；能量消耗增强剂；阻止消化吸收药物；影响脂代谢药物；其他药物。假如肥胖与食欲亢进有关，可以用类似食欲抑制剂进行减肥，而不直接用食欲抑制剂。当肥胖极为严重时，可以在医生的指导下适量服用食欲抑制剂，但千万不可过量。如果肥胖与吸收过快有关，可以使用延迟消化的食物，然后在医生的指导下，少量使用一点阻止消化吸收的药物，长期服用这种药物会产生厌食症。如果肥胖与运动过少有关，可以考虑使用能量消耗剂，同时配合适量的运动。

此外，每一种药物都有它的适应症、使用禁忌及配方禁忌。而且，每一种减肥药都有其安全剂量，不可任意服用。有些人服用减肥药物后体重确实下降了，可是也由此引发身体官能紊乱，不得不求医，甚至有人会因此轻生。所以减肥者在吃减肥药之前，一定要认真地了解减肥药中添加的西药成分，看是不是适合自己，是不是会给身体造成可怕的伤害。

下面就给大家介绍一下这些减肥药的主要成分和可能产生的副作用吧：

作用机理	药物成分	副作用
食物抑制剂	苯丙胺类	兴奋剂类药，有减少睡眠、降低食欲的作用，长期服用容易上瘾，并有精神紧张、失眠、血压高等不良症状
	双胍类降糖药	可抑制食欲，但容易引起恶心、呕吐
	二乙胺苯丙酮	减小食欲，达到减肥的效果，副作用较小
能量消耗剂	甲状腺激素类	副作用较大，加重心脏负荷，并有诱发甲亢的危险
	生长激素	易产生抗体
	乙硝基酚	副作用大，可导致呼吸急促、嗜睡，对肝、肾、心有损害
	脂解素	易产生水肿，过敏
阻止消化吸收剂	新霉素、消胆胺	有阻止脂肪吸收的作用
	α-淀粉酶抑制剂	可使酶活性降低，减少脂肪合成
	膨胀充填剂	假食疗法，无热量，不易消化的东西在胃中停留，使人没有饥饿感，但容易导致腹泻

慎用减肥茶

减肥茶服用简捷，携带方便，随时随处都可以用，而且这种减肥法没有严格的饮食和运动规定，满足了消费者不想辛苦还要减肥的心理，因而备受欢迎。那么服用减肥茶来减肥是不是对身体完全无害呢？其实茶叶中含有的茶多酚、茶叶碱等成分，就有减肥的效果，但许多减肥茶产品都添加了安非他命、芬他命等违禁药品，这些成分可以抑制人的食欲，但是同时也容易引发高血压、心悸等病症，如果不小心上了瘾还可能危及生命。此外，有些减肥茶则含有泻药成分，喝了之后会造成腹泻、脱水，表面上减轻了体重，事实上人体失去的大部分是水分，而不是脂肪，长远来看不但没有减肥还对身体造成了伤害。因此在选用减肥茶之前，一定要了解一下其中添加了哪些西药成分，可能产生哪些副作用。

合理使用减肥霜

大部分减肥霜广告都宣传产品的减肥原理是：含有丰富的碘和微量元素，对分解脂肪有效果，能渗入皮下脂肪，促进细胞线粒体燃烧脂肪，达到防止脂肪积聚的功效。因为使用方便、感觉舒适，减肥霜越来越受到减肥者的欢迎。但大多数人对减肥霜是既熟悉又陌生，有不敢用的，也有滥用的。事实上在减肥过程中，减肥霜主要起一个辅助作用，而只有合理地使用减肥霜，才能发挥其最大功效。下面就介绍一些具体的使用方法：

1. 一定要配合按摩

将减肥霜涂抹在需要减肥的部位后，一定要配合有力的局部按摩，按摩时，皮肤内会产生一种可令人愉快的神经递质，具有自然减肥的功效，同时能促进血液循环，让减肥霜中的有效成分深入作用于皮下脂肪层。

2. 一定要配合运动

在运动前使用减肥霜收效更大。减肥霜在使用后几分钟就开始起效，可以持续数小时，平均有效作用时间为两天。减肥霜中所含的咖啡因能使脂肪细胞把贮存的脂质排出去，进入血液循环，将其消耗。当然，其余一部分游离的脂肪还得通过运动消耗，因此，减肥霜应该作为游泳、登山等有氧运动的辅助减肥方法来使用。

小小银针有功效，辅助配合不可少

由于大多数肥胖者属于单纯性肥胖，而且多伴有内分泌紊乱，各种激素尤其是胰岛素、性激素、肾上腺皮质激素、瘦素等异常，针灸减肥可以通过刺激经络腧穴来调整下丘脑—垂体—肾上腺皮质和交感—肾上腺髓质两大系统功能，来调节内分泌，加快基础代谢率，从而促进脂肪代谢，消耗积存的脂肪，进而调整、修复、完善人体的肌脂平衡。其减肥原理主要体现在：

1. 通过针灸减肥能有效调节脂质的代谢过程

肥胖症患者身体中的过氧化脂质含量高于正常值，针灸打通人体减肥要穴后，可以使人体中过氧化脂质含量下降，加速脂肪的新陈代谢。

2. 有效减少食物的摄入和吸收

能够抑制肥胖者亢进的食欲，减少进食量，同时抑制肥胖者亢进的胃肠消化吸收机能，减少机体对能量的吸收，从而减少能量的储存。

3. 通过调理脏腑达到减肥目的

中医脏腑辩症理论认为肥胖主要与肝脾肾三脏的功能失常有关，通过针灸可以调理脏腑，使肝脾肾三脏的功能恢复正常。

之心话语

要保证针灸减肥的效果，还要注意认真执行针灸医师建议的其他辅助治疗方案，比如饮食、运动方案或是伴随行为模式的改变。如果做不到这些，针灸减肥就可能不奏效。

学习瑜伽瘦身经

瑜伽不是一种单纯的身体运动，而是一个身心相结合的调节过程，练习瑜伽的确能够减肥，但并不是练习某一动作的结果，而是瑜伽中饮食、呼吸、冥想、肢体伸展等方法综合作用的结果。瑜伽主要配合三种方式达到减肥的目的：

1. 呼吸方式

瑜伽的深呼吸能增加体内细胞的氧气吸收量，包括脂肪细胞，使得氧化作用增加而燃烧更多的脂肪细胞。对大脑皮层和皮层下中枢、植物神经系统及心血管系统起到良好的调节作用，使控制食欲的摄食中枢功能正常化，防止过度进食。瑜伽深呼吸能按摩腹腔器官，实现对内脏活动的自我调节，如加强肠胃的蠕动及增强胰脏功能，促进溶解脂肪的消化酶分泌；还能使肌肉放松，加速全身血液循环，有利于脂肪分解并增强腹肌，祛除腹壁脂肪。

2. 冥想法

瑜伽冥想法，通过对精神的修炼使人学会控制自己的思想与行为，减少可能破坏减肥计划的因素：如负面情绪、对食物的欲望、惰性等，帮助解决减肥者可能遇到的心理问题。美国和德国科学家研究发现，冥想时人的呼吸、心跳减慢，血压降低，全身耗氧量降低，血氧饱和度达到百分之百，大脑及内脏器官进入休息状态。在这种近似冬眠的状态下，人体中 PL 和 PDK4 两种基因引发的冬眠基因让身体停止消耗，改以大量燃烧脂肪来产生能量。可见，冥想类似"人工冬眠"，对肥胖及其并发症的治疗功效令人惊叹。

3. 体位伸展

瑜伽体位练习通过大量拉、伸、弯、扭、叠、倒立等独特的姿势，让全身肌肉相辅相成地紧张和放松，能充分锻炼其他运动不可能锻炼到的部位，有助于全身各部分肌肉的均衡发展，并能促进体内多种腺体的分泌机能。如人体的甲状腺主司身体的新陈代谢和调节功能，由该部位分泌出来的荷尔蒙被称为甲状腺荷尔蒙，它的分泌正常与否直接关系到人体的脑含量正常与否。瑜伽体位中有许多"肩膀倒立的姿势"，它能刺激松弛的甲状腺释放更多的荷尔蒙，让体内新陈代谢机能旺盛，血液循环顺畅，同时提高心脏及肺脏机能；体位练习强调做每个姿势的时候精神集中，并配合深呼吸保持一定的时间，整个看似静态的运动过程实际上能够消耗大量的热量和脂肪；此外，体位练习是一种静力运动，它不会像其他运动那样，在运动后让人处于疲劳甚至虚脱的状态，反而让人感觉全身通泰，周身微微发热，越练越想练。你很容易就能将瑜伽长期坚持下去，从而稳定瘦身成果。很快你会发现皮肤紧实了，肥胖部位的围度变小了，整个人变得容光焕发。

之心话语

　　并不是所有的人都适合通过练习瑜伽来减肥，有肺结核病和各种慢性疾病，以及处于手术后恢复期的人在练习瑜伽之前，应咨询瑜伽教练或医生的意见；高血压、低血压患者、头部受过伤害的人、晕眩病人、心衰的人不要做倒立的姿势。一般人在开始进行瑜伽训练前最好找合适的教练交流一下，得到正确的指导可以让瑜伽的减肥效果更好。

根据生理期科学减肥

1. 生理期一周减肥暂缓

理由：

这一周，体内新陈代谢减缓，体重会保持稳定或增加，由于黄体激素的分泌下降也容易使心情烦躁、郁闷或不专心。不管你有多强的决心，也不建议在此期间进行减肥。不过因为月经这段时间身体虚弱，许多女士常以补充体力为借口大吃特吃，并安慰自己这段时间怎么吃也不会胖。这样的想法影响了很多好吃又想减肥的女人，虽然她们平时很注意控制饮食，只是经期才"放纵"自己，结果还是继续发胖。

建议：

（1）这一周身体流失了较多的铁质，可在饮食上多补充含铁丰富的食物，例如：猪肝、海带、猪血、菠菜、葡萄等，但要注意计算热量；尽量不要吃太咸或口味太重的食物，也不要抱着侥幸心理吃高热量食物，如炸薯条之类。

（2）不进行剧烈运动，经期坚持健身锻炼需要一个适应过程，就运动量而言，第一、第二天应适当减少运动强度，缩短锻炼的时间，放慢速度，以减少运动量。宜选择参加一些平时经常练习的项目，可以每天散步20～30分钟，还可以根据个人的喜好选择瑜伽、乒乓球等运动。随着经血量的减少，可逐渐加大运动量。

（3）每天晚上用热水泡脚10～20分钟，可以改善心情。

2. 生理期后一周是最佳时机

理由：

经期结束后的这一周，可以说是女性减肥的"黄金周"，需格外珍惜。这期间新陈代谢增快，消化功能好，精神稳定，心情愉快，月经时在体内积聚的水分会排出。大多数女性在这时候都能感觉自己一下就轻盈了。女性一般在月经第 14 天，也就是经期一周以后排卵，此时雌性激素分泌到达顶峰并开始逐渐减少，而孕酮分泌开始上升。雌性激素和雄性激素分泌旺盛时，会加快体内碳水化合物、脂肪、蛋白质的吸收和消耗，所以经期后一周是做有氧运动来减肥的最佳时机。因此在这一周控制饮食和做运动能达到事半功倍的减肥效果，要抓紧机会，不要偷懒。

建议：

（1）拒绝高热量、高脂肪的食物，多吃一些有利于消化及代谢的食物，如冬瓜、芹菜等，可以加快你的减肥进程；逐渐减少每餐的食量，这样可以比较稳定地在一周内减掉 1～2 公斤。

（2）这一周尽量保证 7 小时以上的运动时间，尝试各种自己感兴趣的有氧运动，比如拉丁舞、芭蕾舞、跑步、游泳、骑自行车等。这段时间你的体能和接受能力都是一流的，不去运动简直是浪费。

3. 生理期后第二周巩固成果

理由：

这一周是女性身体的调整期，体温逐渐上升，新陈代谢从活跃趋向平缓，食欲渐增，消化吸收食物的速度加快。这一周人体的代谢快吸收也快，这好比是一把双刃剑，你可能会因为饮食不慎或疏于运动，而让"黄金周"的努力付之东流，也可能通过继续努力，巩固那份难得的减肥成果。

建议：

（1）用少食多餐的方法来控制食欲，还可以多吃一些低卡高纤食物来增加饱足感，在两餐之间吃一些核桃、腰果等富含 B 族维生素的食物，可有助于调整月经和镇静神经。

（2）适当增加一点运动强度。器械运动不但可以帮助你在这段时间内消耗热量，还有助于锻炼肌肉、改善体形。跳绳也是这一阶段减肥运动的好选择，如果能够坚持每天早晚跳 200 下以上，减肥效果将非常明显。还可以利用休息日去户外进行长跑、爬山等耐力有氧运动，可以在减肥的同时增强体质。

4. 生理期前一周保持状态

理由：

孕酮分泌在这周开始下降，这周的感觉比较复杂，前期精力还算旺盛，但后期却容易疲劳。由于受体内激素的影响，女性体内分泌黄体激素十分活跃，同时引起皮下脂肪活跃，身心状况都开始不稳定，脸上会有油腻和粉刺情况。新陈代谢又开始减慢，身体水分重新积聚，让你看起来脸圆腿短，情绪暴躁，食欲也大增，还可能出现便秘。这些外部变化不仅分散你的注意力，而且影响你的自信心。这周就不容易减肥了，但也不能轻易放弃。

建议：

（1）摄取足够的蛋白质。多吃肉、蛋、豆腐、黄豆等高蛋白食物，以补充经期将流失的营养素和矿物质；多吃绿叶蔬菜和水果，也要多饮水，以保持排泄通畅，减少骨盆充血；不要吃得太咸，以免体内的盐分和水分贮存量增多，在经期出现水肿、头痛等现象，可以多吃一些红豆、冬瓜之类的食物，有助于改善身体浮肿。

（2）运动时间可保持在 3 小时左右。每天进行 30 分钟的瑜伽练习是不错的选择，可以使你的身体柔软，心情安详，有助于稳定情绪，改善便秘等。同时适当的骨盆伸展姿势可以促进血液循环，减轻水肿及痛经症状。即使长年在办公室工作的白领，也可以利用身边的工具练习瑜伽；尽量避免参加那些需要技巧和反应能力的运动项目，而难度和强度过大的运动不仅不会加速减肥，反而可能损害你的健康。

之心话语

由于月经前身体新陈代谢的变化，加上经血的大量流失和情绪的影响，女性在月经期间会非常想吃东西，也确实需要补充营养。但是，千万不要因此就没有节制地吃，大量补充高脂肪、高蛋白的食物，这些并不一定能够补充经期血液的流失，或许还可能因此增加血液的黏稠度而引起痛经。建议多吃些清淡的蔬菜水果，另外，植物雌激素有利于缓和经期情绪的波动，平常可多吃植物雌激素含量高的食品，如大豆、燕麦等。

手术减肥要慎重

目前流行的手术减肥方法很多，下面仅介绍几种效果比较好，且危险性相对较小的手术方法：

1. 吸脂术

通过手术在身体肥胖的部位如面部、下颌、腹部、腰背部、臀部、四肢等处，抽取皮下的脂肪，从而达到局部塑形的效果。人体内的脂肪细胞数量在人成年之后就不再改变了，成年人变胖或者变瘦基本上是由脂肪细胞的膨胀或者缩小决定的，一般的减肥方法只能缩小脂肪细胞的体积，而吸脂术的减肥原理是减少脂肪细胞的数量。

吸脂术是一种微创手术，只需在手术部位开几个小口就能完成，属于目前临床所实施的各种减肥手术中安全性相对比较高的手术类型。但既然是一种手术，术中或术后仍然可能发生各种危险以及不良反应，主要有以下几种：

（1）皮肤松弛。大量的脂肪组织一下子被排出到体外，皮肤很难在短时间内适应这个变化，松弛的皮肤和组织会让人看上去非常苍老，有时甚至给人留下"一夜之间老了十年"的感觉。许多人没有这样的认识，心理上会有些承受不了。医生会建议术后穿紧身衣裤来帮助改善皮肤松弛的情况，恢复能力较差的人可以选择做进一步的整形手术来矫正。

（2）手术引起的表层神经、血管损伤。皮下脂肪组织中的血管神经虽然比较少，但在手术过程中仍然会不可避免地损伤一些。尤其是当一次性、大量地切除脂肪组织时，很可能会损伤许多血管、神经，术后患者可能会发生血肿、感染等情况，神经损伤后会引起局部皮肤的感觉减退或感觉消失。

（3）手术时的麻醉意外。对于具有过敏体质的人来说，无论是采用局部麻醉，或其他的麻醉方法，都有可能会引起麻醉意外的发生。

（4）手术中和手术后都可能发生脂肪栓塞。这种脂肪栓塞主要发生在肺部，会使人猝死。

2. 胃水球

这种方法不用开刀，只需通过胃镜把硅胶球放到胃中，再把盐水注入球中。这种方法的减肥原理是减小胃的容积，使人容易产生饱腹感，从而减少食量来达到减肥的效果。一般半年内就要把硅胶球取出，这期间多数人可以减去体重的30％。但并不是所有的人都适合这种减肥方法。据相关治疗资料显示，接受治疗者中大约有15％的人并发食管炎、弥漫性胃炎或出现球囊破裂、移位，引起肠梗阻。因此有胃病史、高血压、酒精或药物成瘾者都不适宜做此类手术。

3. 胃束带

是一种微创的减肥手术，仅需在腹部打三到四个一厘米的小孔，将一种由硅胶制成的可调节式的带子置于胃的上方，就像给胃上了一条腰带，可以帮助减肥者控制食量，达到最佳的减肥效果。但是这种手术有一定的适用症，适用于体重指数大于 30 的患者（体重指数等于体重（公斤）除以身高（米）的平方）。

之心话语

到目前为止，手术减肥被认为是使体形从肥胖状态达到理想状态的最简单，也是成本最高的方法。手术可以相当有效地改变身体的某种结构，达到理想的减肥效果。但从健康减肥的角度讲，人体是一个整体，有它自己的整体运转模式，轻易打破这种模式存在很高的健康风险。比如手术造成的皮肤创伤，可能使皮肤功能过早衰退，加速人体的衰老。所以手术减肥属于比较极端的减肥方法。事实上，无论采用哪种减肥方法，要达到并保持理想的减肥效果，都必须从饮食及运动方面调整自己的生活，从而将身体的肌脂比例调整到一个合理的状态。

节食减肥危害多

很多人觉得长胖就是因为吃得多，因此节食也就成了减肥必不可少的方法，大多数减肥者都尝试过，有的确实很快瘦下来了，可一旦他们恢复正常饮食，又会以更快的速度胖回去。好的减肥方法一定是你能够长期坚持并对健康有益无害的方法。而节食不但难以长期坚持，而且过度节食会对身体健康造成极大的危害，这些危害在初期可能表现为唾液分泌异常、口干加剧、头痛、胃肠胀气、腹部胀满等症状，慢慢发展会导致很严重的健康问题，如：

（1）神经性厌食症。无食欲、进食呕吐、进行性消瘦、严重营养不良，重症者可危及生命。

（2）记忆衰退。机体营养匮乏，将直接影响记忆力。

（3）内脏脱垂。主要是子宫和胃。子宫是由于失去了足量脂肪的保护；胃则由于腹壁松弛，固定胃位置的肌肉和韧带松弛无力。

（4）骨质疏松。过瘦的人体内雌激素含量不足，影响钙与骨的结合，无法维持正常的骨密度，出现骨质疏松，容易发生骨折。

（5）胆结石。盲目节食很可能使胆酸分泌显著减少，胆汁内各成分的比例严重失调，而产生结石。此外节食还会使身体缺乏让胆囊收缩的物质，胆囊不能正常收缩，胆汁就容易郁积造成持续的胆固醇超饱和状态，形成胆结石。

（6）贫血。盲目节食很容易使得铁、钙等营养素摄入不足而导致贫血。

（7）脱发。盲目节食会使头发缺乏充足的营养补给，如果缺少铁的摄入，头发便会枯黄无光泽，甚至大量脱发。

（8）不同程度的心理问题。长时间忍饥挨饿，容易导致情绪低迷甚至抑郁，或是易怒、攻击性强。

（9）女性不孕。脂肪提供生育所需要的能量，盲目节食会导致人体脂肪量不足，从而造成女性雌激素分泌紊乱，影响正常排卵，严重时可导致闭经甚至不孕。女性的体脂百分比至少要达到17％，才能维持正常的月经和性欲水平，这也是保证女性能够正常怀孕、分娩及哺乳的最低脂肪标准。

因此，减肥期间可以适当减少进食量，但也要注意均衡营养，不要盲目节食减肥。

之心话语

别把减肥不成功归结为没钱买有效的减肥药、没钱手术等等。因为减肥并不是靠那些，事实上，很多减肥产品只是满足了减肥者急于求成的心理，所获得的减肥效果却未必持久，还可能给健康带来危害。最安全、最有效的减肥方法就是你自己身体力行，培养良好的饮食和运动习惯，只要有明确的目标和持之以恒的毅力，就可以获得成功。

第三步

控制饮食是基础

　　肥胖的产生无论如何也跟饮食脱不了干系，所谓"民以食为天"，我们不可能不吃，也很少有人能抵得住美食的诱惑，既然这样，要减肥就要看怎么合理、健康地摄取食物了。学会科学的吃，不仅可以拥有美好的身材，还能让自己的身体更健康！所以合理地控制饮食，也是减肥路上必须要走好的关键一步。

饮食平衡胖不了

平衡膳食是世界卫生组织提出的健康四大基石之一，要求每人每日膳食应包括以下四类食物：粮食类；肉、蛋、奶及豆类；蔬菜水果类；烹调油类。减肥者的膳食安排也不例外。实践证明，同种类的食物所含的热量各不相同，减肥者在膳食安排中应尽量选择同类食物中热量低的食物，如肉类中鱼、虾、蟹肉、海参、海蜇等水生动物，由于脂肪低，所含的热量均低于其他肉类；牛羊肉的热量低于猪肉的热量，瘦肉低于肥肉。在奶制品中，脱脂牛奶比全脂牛奶的热量低；同是蔬菜，绿叶蔬菜、瓜类蔬菜的热量比根茎类蔬菜低。而所有的蔬菜类食物，尤其是叶菜类及紫菜、海带等海生植物，热量都是非常低的。

主食要注意粗细搭配。中国人一般以粮食制品为主食，粮食是人体碳水化合物的主要来源，用以满足人体对热能的需要。另外，粮食还能供给人体一定量的蛋白质、B 族维生素、矿物质和膳食纤维。粗米杂粮中含有更丰富的维生素、矿物质和膳食纤维，其中膳食纤维能增加饱腹感。此外，燕麦、荞麦、玉米等杂粮还具有降脂降压、清热通便、防止代谢性疾病等食疗作用。

多吃蔬菜和水果。蔬菜和水果不仅含水量高、体积大、热量低，而且是人体维生素和矿物质的主要来源之一。尤其是新鲜的绿叶蔬菜，含有丰富的维生素和人体必需的微量元素。多吃热量低的蔬菜和水果，有利于调节生理功能和减轻体重。另外，蔬菜水果中还含有丰富的膳食纤维，多有祛脂降糖、帮助消化、促进肠蠕动和通便等功能，多吃可有效减肥。如食量大者，可把饭量减至正常量的一半，多吃黄瓜、西红柿、萝卜等来减轻饥饿感。

选择热量低的烹饪方法。有些热量低的食物，如果选错了烹饪方法也可能使它的热量大大增加，因此减肥者要讲究烹调方法，尽可能降低烹调过程中加入的热量。研究证明，采用清蒸、糟溜、滑溜、爆炒、汆、煮、拌、卤、炝等烹调方法，使用的烹调油少，烹调出的食物热量较低。煎炸、油焖、干烧、干烤等烹调方法使用烹调油多，烹调出的食物热量较高。

另外，一些口味浓重的菜，如：鱼香味型、糖醋味型、家常味型或加明油的菜，热量也高。肥胖者宜选用使菜肴热量低的烹调方法。

吃对就能瘦

一般来讲，胖人的新陈代谢较慢，而饥饿会使新陈代谢变得更慢，能量消耗更少，因此，单靠节食不容易达到理想的减肥效果；如果有既能加快新陈代谢、控制焦虑感，还可以补充人体必需营养元素，能量又很低的食物，那真是太理想了。事实上的确有这样的食物！下面介绍几种，朋友们可根据饮食偏嗜来选择。

主食类	燕麦	燕麦为低糖、高蛋白质、高脂肪、高能量食品。具有降胆固醇和降血脂作用。由于燕麦中含有其他谷物所没有的丰富的可溶性食物纤维，这种纤维容易被人体吸收，且热量低，既有利于减肥，对心脏病、高血压和糖尿病患者还能起到食疗的作用。
	玉米	玉米含丰富的钙、磷、镁、铁、硒及维生素 A、B 族维生素、维生素 E 和胡萝卜素等营养素，还富含纤维质。常食玉米可降低胆固醇并软化血管，对胆囊炎、胆结石和糖尿病等有辅助治疗作用。
水果类	苹果	苹果含有果胶质，这是一种可溶性纤维质，有助于降低胆固醇。还富含粗纤维，能吸收大量的水分，减慢人体对糖的吸收，同时它还能刺激肠道蠕动，促进排便。
	木瓜	木瓜的乳汁中含有两种生物酶。一种是木瓜蛋白酶，可分解蛋白质为氨基酸；另一种是脂肪酶，对脂肪有很强的分解能力。
	菠萝	菠萝具有蛋白质分解酵素，能分解鱼、肉中的蛋白质，适合吃过大餐后食用。
	柠檬	柠檬含较多的柠檬酸，能促进胃液的分泌，促进肠蠕动，利于通便。

蔬菜类	绿豆芽	豆芽水分含量多，热量极少，不易形成脂肪，同时还有利尿的功能。
	韭菜	韭菜含纤维丰富，能畅通大便，有助于将肠道中过多的蛋白质、脂肪排出体外，防止脂肪在体内的堆积。
	山药	山药的黏液蛋白能预防心血管系统的脂肪沉积，保持血管弹性，防止动脉硬化，减少皮下脂肪沉积，避免肥胖。山药中的多巴胺有扩张血管、改善血液循环的功能。
	丝瓜	丝瓜所含的皂疳和粘液有利于大便通畅，且含热量也很低。此外，丝瓜还含丰富的维生素 B_1、维生素 B_2、维生素 A、维生素 C 和钙、磷、铁等矿物质。
	冬瓜	经常食用冬瓜可以改变食物中的淀粉和糖类，防止其转化为脂肪。此外，冬瓜富含维生素，且热量较低。

减肥，主食不可少

中国人的主食一般是富含碳水化合物的粮食类食品，而碳水化合物被分解后的单糖是人体热量的主要来源。如果碳水化合物摄入过多，所转化的能量超过了人体日常活动所需，便会被人体转化为脂肪储存起来，这是肥胖形成的重要原因之一。因此减肥者对碳水化合物会有点"谈虎色变"的感觉，很多人在减肥的时候都选择减少主食的摄取量或干脆拒绝主食。

但是不吃主食真的能快速减肥吗？不一定。不吃主食也许可以令你在短时间内减轻体重，却不见得能够达到理想的减肥效果。很多人大概不知道，不吃主食这种减肥方式减下来的未必是脂肪，更多的是体内的水分。当人体缺乏碳水化合物来提供身体能量时，便会自动燃烧储存于肌肉、器官周围的肝糖，而人体每储存 1 克肝糖时，同时还需要 3 克的水分搭配组合。于是，在肝糖被转化为葡萄糖来供应人体日常活动所需能量的过程中，会释放出大量的水分，令体重迅速下降。一旦恢复正常饮食，体重又会增加，而且这时候增加的体重以脂肪为主。

在碳水化合物、蛋白质和脂肪这三类人体必需的产能营养素中，碳水化合物提供的能量并不是最高的，却是最廉价、最清洁的。1 克碳水化合物或蛋白质在体内可产生约 4 千卡能量，而 1 克脂肪则能产生约 9 千卡能量，也就是说，同等重量下脂肪供能量约是碳水化合物供能量的 2.2 倍。所以脂肪比碳水化合物更容易造成能量过剩。

碳水化合物在体内释放能量较快，是红细胞唯一可利用的能量，也是神经系统、心脏和肌肉活动的主要能源，对构成机体组织、维持神经系统和心脏的正常功能、增强耐力、提高工作效率都有重要意义。正常人膳食中碳水化合物的比例应达到 55％～65％。如果为了减肥而完全不吃主食，很容易使人因缺乏碳水化合物而陷入过于虚弱的状态，不但可能出现体力变差、记忆力减退等症状，还可能引发动脉血管栓塞、心脏病等，还会减缓新陈代谢率。

所以，不吃主食，极可能减重成功，减肥失败，危害健康。

之心话语

从人体吸收力来讲，碳水化合物可分为简单碳水化合物和复合碳水化合物两大类型。一般来说，简单碳水化合物较容易被人体吸收，主要存于各种含蔗糖、果糖、蜜糖的食品与奶制品之中；而较不容易被人体所吸收的复合碳水化合物，则为米、面等谷类食品，谷类食品还是人体所需膳食纤维、B族维生素等的重要来源。减肥期间可适当减少简单碳水化合物的摄取量，如糕饼奶类等，多以米饭、馒头、全麦面包等高纤维复合碳水化合物做主食。

为什么高脂、高糖食物能使你食欲大增？

也许你会将自己旺盛的食欲归结为意志力太弱，当你想控制自己不吃某些高脂、高糖食物的时候，食欲往往变得更加强烈，其实这可能与神经系统对这些食物的长期依赖有关。很多肥胖者只是喜欢吃，他们甚至不在乎吃什么，他们享受的是吃的过程，或者说他们在追求"吞咽幸福"，就是说不管吃什么，只要有食物从口腔滑过，就会感到幸福。

另外有理论认为，高脂、高糖食物就像毒品一样，会使我们深陷其中，无法自拔，这些食物对我们的影响与吗啡和海洛因的效果相似：促使机体产生脑啡肽。脑啡肽能使你食欲大增，并且在吃饱以后仍然无法感到满足，直到进食过量。此外，有研究表明，脑啡肽会延缓身体传递大脑发出的停止进食信号的速度，使得信号完全传达的时间延长至正常值的 6 倍。而且，高脂、高糖食品会减低人体内瘦身蛋白的水平——这种物质有助于控制食欲。在小白鼠实验中，当不再给吃惯了高糖食物的小白鼠进食高糖食物时，它们都出现了毒瘾发作的症状。但是必须澄清，食物带给我们的愉悦是温和的，而毒品则强烈得多。

还有，大多数人之所以偏好高脂食品，是因为脂肪能抑制人体内压力荷尔蒙皮质醇的分泌，从而改善我们的情绪状态。长期处于压力下的实验小白鼠，也表现出对油脂和含糖饮料的偏好。

而且，对高脂、高糖食物的旺盛食欲并不仅仅是生理性的，还与我们早期形成的饮食习惯关系密切，而早期的饮食习惯常常受家庭烹调习惯的影响。烹调食物的时候，脂肪常常被用来增加食物的香味，改善其口感，增加食量。当你改吃清淡食物时，胃口会逐渐变小，食量自然而然就减少了。

之心话语

了解这些后，那是不是要改改自己的饮食习惯？慢慢来！当你习惯了清淡食品后自然就会降低对高糖、高脂食物的欲望了。改变饮食习惯不是一天两天的事情，要循序渐进，每天做一些小的改变，重要的是能够坚持下来，必要的时候可以采取一些心理暗示的方法。

如何控制进食的欲望？

控制食欲就先要了解食欲是什么，切不可把饥饿与食欲混为一谈。饥饿感是由体内的刺激产生的。当胃里没东西的时候胃就会收缩，人就会产生饥饿感，如果不能及时补充食物，就会引发轻微的头晕、发抖及血糖降低等症状。与饥饿感的形成完全相反，食欲是由外在刺激而产生的，如美食诱人的外表和香喷喷的味道等。食物除了会给我们带来吞咽幸福外，还会有味觉幸福。味觉幸福是指有些人吃甜的会感觉神经松弛，吃咸的或辣的会神经兴奋，从而越吃越爱吃，越想吃，吃得越多幸福感越强烈。如果你已经有过这种吞咽幸福和味觉幸福，表示你的身体已经进入了一种不良的享受状态，神经系统在执行吃饭的任务时，形成了特殊的记忆，通常这种记忆很难消除，这样吃东西不仅会造成肥胖，还会对我们的身体造成伤害。所以我们应该靠毅力控制住自己，尽量不要进入这种状态。

要控制食欲，可以在正常的进餐时间适量食用自己喜欢的美味，而不要为了减肥而拒绝所有的美食，那样不仅会内心痛苦，而且会给自己造成很大的心理压力，欲望压抑得太久，往往会因承受不住而进食过量；还要学会转移注意力，路过街上的美食店，不要刻意去幻想那些美味，而是迅速走过。多逛逛漂亮的服装店，不仅可以消耗能量，而且可以给自己精神上的激励：告诉自己，如果瘦了，那些衣服穿起来一定很漂亮。

请记住，无论什么时候你有进食欲望，都要问问自己：真的是饿了吗？真正的饥饿感是你的身体向你发出的信号，表明它需要添加能量了，在这时候吃东西，你应该会感到很舒服，而不是不停地打嗝、腹胀，或者感到疲倦。要知道你的胃只有你的拳头那么大，一把食物就可以让它满足了，所以不要再大把大把地往自己的胃里塞东西了。身体的需要很容易满足，不易满足的是你的心！

情绪化进食者该怎么减肥？

你是否曾经在心情灰暗的一天里，坐在电视机前不断吃东西，或者，在热闹的派对里，不知不觉间吃光满满一盘食物？如果你的答案是肯定的，那么，我们就必须提醒你，你是一位情绪化进食的人。一次情绪化进食会使身体留下记忆，多次情绪化进食后身体就会产生记忆模式，这样进食不仅容易造成肥胖，还会使身体产生不良性反应，并对肝、胆、脾、胃等消化器官造成很大的伤害。那么怎样避免情绪化进食呢？

5分钟策略

如果心情不好，情绪不稳定，太想吃东西了，无法克制，那么别太压抑自己，可以试试5分钟策略。告诉自己只要等 5 分钟就可以吃了；下次再出现这种情况，就尽量忍耐 10 分钟以后再吃。当你能忍耐 20 分钟的时候，就会发现自己竟然忘了吃东西这回事。

先喝杯水

实在想吃东西，可以先喝杯水。喝水不但可以缓解你的情绪，而且可以让你感觉到肚子饱饱的。

多准备低热量的食物

可以在冰箱里多储备些低热量的食物，蔬菜和水果是最好的选择。当你非常想吃东西的时候，这些东西可以帮你填饱肚子，又不会使你摄入过多的热量。

出去走走或者做做运动

无论你是因为太高兴还是太难过而想吃东西，出去走走都是个转移注意力的好办法。在漫步中，你能排遣不良的情绪，也能抒发快乐的情感。如果还是想吃东西，那么穿上你最爱的运动服去跑步吧，或者游泳，总之做些自己喜欢的运动，让身体动起来，出出汗，这样不但能帮助你排遣不良情绪，克制进食的欲望，还能消耗热量，何乐而不为呢？

跟朋友聊聊

朋友就是可以分享快乐和悲伤的人。所以，无论你有什么样的心情，都可以向他们倾诉。要知道，与进食相比，适当的倾诉能够更有效地调节你的情绪。开放的人才能健康快乐。

写出来给自己看

如果某天心情真的很糟糕，那么写下你的不快。书写也是一种发泄，最重要的是，这样有助于了解你自己，与你自己的心灵做些沟通，看看是哪里出了问题，积极地解决些问题，要比消极地吃东西来缓解情绪要更有帮助。

宠爱自己

难道你的生活单调到只有吃吗？有很多爱自己的方式都可以用来排遣不良情绪。沐浴、按摩、做个头发，这些都是爱抚自己的好选择，而且，这些方式能让你变得更美丽！为什么非得吃呢？

细嚼慢咽助减肥、保健康

美国营养学研究人员发表的研究报告说，细嚼慢咽不仅可以减少从食物中摄入的热量，还能避免吃得过饱。研究人员以 30 名年轻女子为研究对象，让她们在两天中吃分量相同的意大利面。第一天，要求她们在不造成不适的前提下尽快地吃完。第二天，要求研究对象小口吃，每口咀嚼 20 到 30 次。研究人员发现，研究对象细嚼慢咽时，摄入的热量比狼吞虎咽时平均下来要少近 70 千卡。研究人员解释说，人体内几种与食欲相关的荷尔蒙可在吃饱后"提醒"人们停止进食。但由于在吃饱后人体做出相关反应需要一定时间，因此如果人们狼吞虎咽，人体会来不及给出停止进食的信号，很容易吃得过饱。而细嚼慢咽为荷尔蒙发出吃饱的信号提供了时间，也消耗了更多的能量。

此外，细嚼慢咽还有助于发挥口腔对食物的识别功能，比如识别出食物中的碳水化合物或者蛋白质等营养成分，识别一些身体很敏感的食物。在口腔识别食物的过程中，人体的肝、胆、脾、胃、肠等内脏就会做好充分的应对准备，这样吃进去的食物不但吸收得好，对这些消化器官也能起到很好的保护作用。如果狼吞虎咽，口腔对食物的识别总量不够，那么在分解食物的过程当中，胃肠的吸收也会发生特质性的变化。如碳水化合物识别不够，直接影响胰岛素的分泌，就会导致饭后糖耐量出现异常。所以细嚼慢咽不但是减肥的好方法，更是一种保持健康的生活习惯。

减肥过程中需要补充的维生素

了解各类食物中的维生素含量，有助于减肥者在控制饮食的过程中有效地补充维生素，减肥却不减健康。
以下列出身体日常所需维生素的主要食物来源，以供
参考：

维生素 A

动物肝脏、蛋黄、奶油和鱼肝油中天然维生素 A
含量最高；维生素 A 可由植物性食物中的胡萝卜素合
成。在植物性食品中，番茄、胡萝卜、辣椒、红薯、空
心菜、苋菜等深颜色（红、黄、绿）的蔬菜及香蕉、柿
子、橘子、桃等水果，含有较多的胡萝卜素。

维生素 B_1

粗粮、豆类、瘦肉、内脏及干酵母等都是维生素
B_1 的良好来源。但须注意加工、烹调方法，避免破坏。

维生素 B_2

维生素 B_2 又称核黄素，集中于肝、肾、乳、蛋黄、
河蟹、鳝鱼、口蘑、紫菜等少数食品中。绿叶蔬菜中的
维生素 B_2 含量略高于其他蔬菜。

尼克酸

食物中尼克酸含量较高的有动物肝脏、瘦肉、粗
粮、豆类以及花生、酵母等。

叶酸

动物肝、肾和青菜、卷心菜等有叶蔬菜，以及柑

橘、香蕉等水果中含叶酸较多，麦麸中也有较多叶酸。

维生素 B_{12}

主要来源于动物蛋白，如肝、肾等动物内脏，鱼、贝等海产品和蛋、乳制品。植物性食品中多不含维生素 B_{12}，只有大豆发酵制品中含有维生素 B_{12}，如豆豉。维生素 B_{12} 在中性和弱酸环境中比较稳定，在碱性和强酸性环境中可被缓慢分解。与维生素 C 在一起时也不稳定。在烹调食物时应多注意。牛奶经巴氏消毒法消毒后会损失 7％的维生素 B_{12}，煮 2～3 分钟会损失 30％的维生素 B_{12}。加热消毒牛奶时，时间应短，不宜煮沸太久。

维生素 C

新鲜蔬菜水果含维生素 C 较多，如柿椒、苦瓜、菜花等蔬菜以及猕猴桃、酸枣、红果、沙田柚等水果，野菜、野果中维生素 C 含量更高。维生素 C 在储存、加工及烹调处理过程中极易被破坏，应多加注意。

维生素 D

鱼肝油、蛋黄、牛奶等动物性食品中含有维生素 D。多晒太阳有利于人体合成维生素 D。

维生素 E

植物油中维生素 E 含量较多，一般不易缺乏。

之心话语

不同的维生素在减肥过程中起到不同作用，比如维生素 B_1 有助于体内葡萄糖被利用转换成热量，加速运动过程中肝糖的消耗利用；维生素 B_2 则可帮助脂肪燃烧，对于靠控制饮食和运动来减肥者而言，相当有帮助；而维生素 B_6 与蛋白质代谢有关，与维生素 B_1 一同补充，再搭配运动可强化肌肉，以避免减肥过程中损失过多肌肉；维生素 B_{12} 则可以促进新陈代谢，提高脂肪、糖类、蛋白质的代谢利用率。另外，在减肥过程中，身体会代谢大量的水分，而 B 族维生素易溶于水，因此减肥易造成 B 族维生素缺乏，要注意及时补充。在中长时间的有氧运动后，为了避免运动过程中产生的自由基对身体造成伤害，可补充维生素 E 以抗氧化。

吃零食也能助减肥

说起零食，大多数减肥者都是又爱又恨。其实，减肥并不需要完全拒绝零食，"巧吃"零食，甚至有助于减轻体重，还能使人更加健康。人体中调节消化与新陈代谢的生理结构很复杂，少餐但每餐吃得很多，身体短时间内获得的热量就会超出需要量，以致无法把所有从食物中得到的能量消耗掉，多余的能量储存起来，就成为脂肪。而吃零食不但可以帮助我们控制饮食，还能增进健康。下面是营养专家提出的四点建议：

1. 少吃经过加工的零食

许多经过加工的零食都只能提供热量，完全不提供人体需要的营养。不过，这里面也有一些是常吃无妨的，比如烘制的脆饼干（最好是不加盐的），还有爆米花，这种食品热量小，纤维多。

2. 配合你的营养需要选择零食

如果你能做到这点，便可从零食中得益最大，如选择切成小片的肉食和水果、煮过的蔬菜以及牛奶制品等。

3. 吃零食的时间要得当

一般在进食后 4～6 小时，肝脏便会耗尽所储存的碳水化合物，这时你便会感到疲倦，甚至可能觉得头痛。如果想一天到晚都精力充沛，切勿连续 5 个钟头以上不吃东西。美国一项最新发表的研究结果显示，下午吃点零食可增进脑力。下午吃点心的最佳时间是 15 点～16 点。

4. 零食与运动双管齐下

运动与有益健康的零食相结合，是效果理想的减肥方法。这两者都有助于控制食欲、增加体力、促进身体的新陈代谢。消化碳水化合物含量高的食物，会消耗掉食物所提供热量的大约 10%。

吃零食能使人身心都感到愉快，而愉快是常葆健康的法宝。

多喝水，助减肥，保健康

在所有人体必需的营养素中，水是至关重要的，它与我们身体所有器官的运行都有关系，如果饮水不足，可能会对身体器官造成不同程度的损害。节食、药物或其他任何减肥方式，都会造成人体水分流失：节食会使我们损失一部分从食物中摄取的水分，减肥药和减肥茶在清理肠道油脂和毒素的同时将一部分水分排掉了，另外一些极端的减肥方式，比如服用泻药、利尿剂、发汗药等，会造成更多的水分流失。所以减肥期间一定要多喝水。多喝水能保证人体新陈代谢中需要的水分，还有利于废物的排出。当体重减轻的速度过快或因为运动量大出汗过多的时候，多喝水尤其重要。特别是在夏季减肥，天气热，流汗多，如果不能及时补充水分，可能会出现体重暂时性下降，但最终会因为体液调节体温的功能紊乱，造成中暑等身体不适。还可能会引起人体新陈代谢功能的紊乱，致使热量吸收多，释放少。所以对减肥者来说，多喝水不仅是减肥的法宝，更是重要的养生保健方法。

> ### 之心话语
>
> 如果你不喜欢白开水的味道，那么可以尝试在开水中加入一片切好的柠檬或者加入一小勺果汁，也可以泡一些水果花茶，比如芒果茶、桃子茶等。这些东西都只加味道但是不加热量。

改变几个饮食习惯，不知不觉就瘦身

早餐篇

（1）换掉橙汁吃橙子。

1 杯橙汁的热量大概有 140 千卡，而一个新鲜橙子的热量只有 45 千卡，改吃橙子可以少摄取 95 千卡的热量。而且橙子里含有大量的纤维，这会让你在更长的一段时间内保持吃饱的感觉。

（2）煮蛋代替煎蛋，瘦肉代替火腿。

用一个煮鸡蛋代替煎鸡蛋可以少摄入 90 千卡的热

量。如果你想吃肉，用三片瘦肉（105 千卡）代替三片普通的火腿肉制品（378 千卡），又可以少摄取 273 千卡热量。

（3）选择全麦面包与脱脂奶酪。

完全没有必要视面包如大敌而放弃它们，不过确实需要适当地取舍。添加了芝麻、鸡蛋的面包所含有的热量比全麦面包要高得多，可以试着只吃普通的全麦面包吧。如果你喜欢在吃面包时夹一些奶酪来吃，那么，试着用两片脱脂奶酪（32 千卡）来代替普通的奶酪（102 千卡），这样，你就可以减少 70 千卡的能量摄入！

（4）用咖啡代替牛奶。

用一杯咖啡代替牛奶可以减少 70 千卡的热量摄入，用糖的替代品可以减少 16 千卡的热量摄入。

午餐篇

（1）点小一号的快餐。

如果你就是喜欢吃快餐，那也没关系。把大号的炸鸡排（520 千卡）换成小号的（230 千卡），就可以减少 290 千卡的热量摄入。千万别再要巨型汉堡（560 千卡）了，就来个中号的（260 千卡）吧。

（2）每样少吃一点点。

少吃那么一点点吧！热汤改在餐前喝，各样食物都吃平常量的一半。

（3）改变你的午后点心。

用一小袋杏仁或者葡萄干之类的干果，或者干脆只吃一个苹果。用蜂蜜水代替下午的咖啡也是一个有效的方法，一天少摄入 300 千卡，那么一年可以少摄入 109500 千卡热量，不算不知道，一算吓一跳！

晚餐篇

（1）改用低热量的烹调方法。

用不粘锅炒菜，不用味道重的调料，可以避免不断地喝汤或喝水来调节口味，用橄榄油代替花生油可以减少 70～90 千卡的热量摄入。吃凉拌菜或者用蒸煮的方法烹调出来的蔬菜，比吃用油烹调过的蔬菜又少摄入了大概 100 千卡热量。

（2）扔掉复杂的调味品。

把那些复杂的调料都扔到一边去吧，只用些盐、醋和柠檬汁之类的简单调味品，这样大约可以少摄入 220 千卡的热量呢。

（3）用海鲜来满足你吃肉的愿望。

20 只煮过的小虾（100 千卡）比一两猪肉（470 千卡）可是少了 370 千卡啊。

关注减脂增肌的饮食

要矫正不良体形，光靠运动是远远不够的，科学地配合能够起到减脂增肌作用的饮食，能够事半功倍。肥胖的根本原因是"入大于出"，即摄入的热量大于消耗的热量。所以解决的方法是每天在不缺乏各种必需营养物质的前提下，减少摄入的热量，使"入小于出"，长期坚持下去，作为多余热量储存形式的脂肪才会被消耗掉，而最终达到减脂的目的。不过要矫正体形只是做到低热量饮食还是不够的，还要注意饮食的内容和进食量，在保证足够的蛋白质、维生素、矿物质和水的基础上，适当地多安排高质量糖类的摄入，如豆类制品和土豆、白薯、芋头、山药等根茎类食品，并合理摄入多食物纤维的各种粮食制品；不吃或少吃油炸食品以及劣质糖类食品。饮食的内容尽量杂一些，切忌暴饮暴食。

当然，科学的锻炼，合理的饮食，仅仅是比较重要的方面，要矫正不良体形，还要注意培养良好的生活习惯，改变熬夜等不良生活习惯，才可能拥有完美的体形。

根据自己的体形订制饮食方案

到底你的肥胖问题出在哪里？不同身材所适用的减

肥方式都不同，饮食也会有所差异。我们不但在乎能减掉几公斤，更在乎减在什么部位。有些人属于所谓的西洋梨形身材，是指下半身比较胖，屁股肥、大腿粗、腰身宽；有些人则胖在上半身，被称为苹果形身材，腰部线条不明显，肚子圆、虎背熊腰。

选好适合你体形的饮食方案，减肥将事半功倍，效果也会更加理想。

改变西洋梨形身材的饮食策略

（1）主食量不变，适当增加蛋白质的摄取量。这样既有助于长时间保持饱腹感，又有助于增加肌肉，巩固减肥成果。

（2）尽量降低脂肪的摄取量。烹调食物尽量以蒸、煮、炖来取代油炸或烧烤。尽量使用平底锅或不粘锅，只用一点油把蔬菜本身的香味诱发出来。喜欢买外卖的人，可以选择卤味，替代炸鸡腿或炸排骨。食用过于油腻的食物，记得先把食物过一下开水。尽量食用瘦肉，多选择鸡、鱼等白肉，鸡肉最好去皮后再吃。

（3）多喝水促进体内毒素的排除。多选择全麦面包等长纤维的食物，可以帮助肠道的蠕动。此外蔬菜汁也是好东西，多喝蔬菜汁利尿，可以趁机排出有毒物质。

改变苹果形身材的饮食策略

（1）将主食量控制在以前食用量的一半。可以在餐前先吃点生菜沙拉或喝碗清汤，尽量细嚼慢咽，这样不但有助消化，还可以避免在有饱足感前，就已经吃进过量的食物。

（2）维持蛋白质的摄取量，一般每天60克就够了，以多餐和多元化为原则：肉、鱼、乳酪、奶、蛋，都是很好的蛋白质来源，一天之内少量多次补充，尽量不要集中在一餐内摄入。

（3）选择含水分高的食物，摄取少量糖类和脂肪，这样才能平衡细胞的需求，维持皮肤、指甲和毛发光泽。蔬菜生吃或者蒸煮后吃都好，能够完整保留食物中的水分和天然维生素。

家庭主妇不可小瞧"剩饭菜"

倒掉剩饭菜，难免让人感觉很浪费，但如果每次明明已经吃饱了，都因为不忍心见到有剩下的食物，而将剩饭菜一一扫光，我们不成了食物收容所吗？如果那些剩下的食物实在不宜保存，那就记得下次煮饭时少做些，出去点餐时少点些，千万不要因为自己的"恻隐之心"而吃下过多的食物，那样不但会愈吃愈肥，甚至会危及健康。在这里奉上几个小策略，希望能奏效：

（1）量力而为。在煮饭或点菜前，先想清楚能吃多少，尽量不要剩下。

（2）不要勉强。别把自己的肚皮当作垃圾桶，已经吃饱就不要勉强自己再进食，以免食量愈增愈大。

（3）少油少盐。尽量选择蒸、煮或者凉拌的烹调方式。

科学三餐，健康又减肥

早餐：绝对不节食，一定要吃饱

早晨的时间总是很紧张，为了赶着送孩子上学和自己上班，不少人选择放弃早餐，认为这样既能节省时间，还能减肥。其实这是绝对错误的。早晨 7～9 点，这个时候是人体脾胃功能启动的阶段，此时胆汁也开始进入分泌旺盛期，不吃早餐势必要损害这些器官的健康，胆结石就是经常不吃早餐的典型恶果，胃病也是从这个坏习惯开始的。

而且早餐应该提供一天所需的大部分热量，早餐吃不好，中晚餐就有可能过量而使人发胖，所以早餐不但不能省略，还要吃饱吃好。

午餐：饭前喝碗汤，只吃七成饱

饭前喝碗汤不仅可以增加营养，还是减肥妙招。汤水可以先占去一部分胃的空间，实际吃的东西就少了，不过要注意尽量不要选择油太重的汤，清汤是最佳选择。广东胖子不多见，就与广东人饭前喝碗汤的生活习惯有关。

再有午餐最好只吃七分饱，这样餐后可以更好地休息。

晚餐：主食少吃点，蔬菜当主角

晚餐是目前都市人一天当中吃得最丰盛的一餐，在单位凑合了一天，晚上回到家中也确实应该犒劳一下自己，不过从控制小肚子的角度出发，晚餐建议少吃米面等淀粉类主食。

晚餐的饭桌上，蔬菜、鸡蛋、鱼和瘦肉应该成为主角，一碗菌类煲成的汤也是减少主食摄入的不错选择。

此外，建议晚上8点以后不要再吃任何主食，这时候吃进去的食物不容易被消化，最容易造成脂肪在腹部的堆积，还会诱发胃部的疾病。

之心话语

按照健康食谱吃，晚上的确容易感觉饿，这说明身体还不适应。喝杯牛奶或者吃点豆腐干等豆制品，便可以解决肚子饿的问题，但要记住不要吃得过多，缓解一下饥饿感就可以了。经过一个月左右的适应期，晚上就会很少感觉到饿了。

来吃健康减肥餐

减肥时期的饮食总是有很多方面要考虑，自己配制食谱很麻烦，下面就介绍几款不用费心的减肥美餐供朋友们选择：

餐一

早餐　豆浆 1 碗、全麦面包 2 片、鸡蛋 1 个

中餐　腐乳空心菜、皮蛋拌豆腐、醋烹绿豆芽，米饭半碗

晚餐　素炒西葫芦、虾米烧冬瓜、腐竹拌黄瓜，红豆粥一小碗

餐二

早餐　红豆大米粥 1 碗、爽口小菜 1 碟（黄瓜、胡萝卜、芹菜加上煮五香花生米）、桂圆或大枣 1 把

中餐 西红柿炒鸡蛋、木耳拌芹菜、清炒油麦菜，米饭半碗

晚餐 菠菜猪血豆腐汤、炒土豆丝、凉拌白菜心，米饭半碗

餐三

早餐 酱豆腐、蒸蛋羹，半个馒头

中餐 凉拌西兰花、清蒸鱼、青椒冬笋丁，米饭半碗

晚餐 凉拌青笋、麻婆豆腐、酸辣藕片，小米粥1碗

餐四

早餐 南瓜枸杞大米粥、煎鸡蛋、什锦泡菜

中餐 红烧牛肉、凉拌菠菜、素炒芥兰，半个馒头

晚餐 冬瓜排骨汤、胡萝卜青椒土豆丝、凉拌茄泥

餐五

早餐 1个蒸糯玉米、1个荷包蛋、1杯牛奶

中餐 西红柿牛肉面，凉拌海带胡萝卜丝

晚餐 豆苗鱼丸汤、素炒丝瓜，烤白薯1块

餐六

早餐 牛奶1杯、鸡蛋煎饼（不要中间的薄脆）1块

中餐　豆皮炒青椒、黄瓜拌鸡丝、香菇炒油菜，半个馒头

晚餐　蒜泥拌酱牛肉、辣椒炒苦瓜、青菜肉丝粉丝汤，米饭半碗

餐七

早餐　红枣玉米粥1碗，素包子1个

中餐　素焖扁豆、番茄菜花、虾仁蒸蛋羹，米饭半碗

晚餐　麻辣烫（包括豆腐、蘑菇、青菜、海带、鸡肉丸等）1大碗

餐八

早餐　牛奶燕麦粥1碗、肉松1勺、桂圆5个

中餐　熏鱼1块、凉拌豆芽胡萝卜海带丝1盘，红豆沙小汤圆1碗、大枣5个

晚餐　咸蛋1个、凤爪1盘、凉拌绿菜花，紫米粥1碗

餐九

早餐　黑芝麻红豆粥1碗、茶蛋1个、凉拌萝卜丝

中餐　清炖胡萝卜白萝卜羊肉1碗、香菜拌豆腐丝1小盘，馒头半个

晚餐　红枣枸杞乌鸡汤面1大碗（包括几块鸡肉，

50 克挂面，青菜 1 把，红枣、枸杞、蘑菇若干）

餐十

早餐 绿豆粥 1 碗、咸鸡蛋 1 个

中餐 大丰收（多种生蔬菜蘸酱）1 盘、糯米藕半盘、炒土豆丝半盘、萝卜炖牛腩 1 碗

晚餐 白灼基围虾半盘、三鲜日本豆腐半盘、清炒芥兰 1 盘，袖珍小馒头 1 个或玉米小饼 1 个

之心话语

切勿盲目跟风于减肥食谱。想必大部分人在减肥时，都希望收到立竿见影的效果，因此各式各样标榜快速见效的减肥食谱很受欢迎。但这种方法并不适用于每个人。每个人的体质不同，用单一的方法来解决，是行不通的。此外，许多减肥食谱只注重降低热量，营养含量非常低，如果长期食用对健康有害。

逃离误区

减肥必须忍饥挨饿吗?

饥饿感是身体需要进食的信号，如果你忽视它，它

可能会暂时消失，但不一会儿还会回来，而且更加强烈。如果你不断地忽视这个信号，它会因身体对需求的反应迟钝而罢工。饥饿太久会伤害身体。选择健康食品满足饥饿的胃，比饥不择食要好得多。有规律地感到饥饿表明身体新陈代谢状态良好，热量得以消耗而不是储存在体内。我们可以选择"3＋2"吃法来控制饮食，也就是说早、中、晚餐的食量减半，在三餐之间加一点餐，加餐的内容可以多种多样，但量一定要少，这样既可以缓解饥饿感，又能补充营养。最重要的是这样使每个时段食物的摄入量均衡，避免了只吃正餐时形成的血糖高峰，既不用忍饥挨饿，控制体重的效果也很好。

低脂就等于低卡？

根据有关条款解释，低脂的定义是每 100 克食物的脂肪含量等于或少于 3 克；而低卡则代表每 100 克食物内含有的热量少于 40 千卡热量，所以在选择食物前，一定要把食物的脂肪量和热量弄清楚，很多标榜低脂的食物所含的热量并不低。如果因为低脂就大吃特吃，也许会摄入你想象不到的热量。

之心话语

很多人认为低脂的食物就是低卡路里的，甚至是不含卡路里的。但实际上，低脂并不意味着没有热量，你可以毫无顾忌地吃。你还是要留意食物所含的热量。

不吃肉就会瘦？

肉食中含有人体所需的特殊营养物质，当某些营养物质摄入不足时，人体脂肪的氧化分解过程就会受到影响，来不及分解为热量的脂肪就会积聚于皮下，反而造成脂肪的堆积。比如肉食是锌、镁等营养素的主要来源，当这两种物质供应不足时，人体内的甘油三酯含量会增加，脂肪生长因子活性增强，这就是有些人不吃肉也长胖的主要原因。当然如果有些人因为不良生活习惯，吃得多而消耗少，或者属于遗传性的肥胖体质，那么他无论吃什么都会发胖，并不是说不吃肉就会瘦。

之心话语

减肥时别以为吃肉就会胖，肉类食品中的蛋白质是人体所需要的各种营养素的核心。人体激素含量的正常分泌、肌肉的正常增长、免疫系统的正常维护都离不开它。科学食用肉类食品，就可以轻松拥有丰富的维生素、矿物质、蛋白质等，不怕减肥造成营养不均衡了。烹调肉类食品时少用煎炒或油炸的方法，多用蒸煮的方法，可以少摄入将近一半的热量。

吃鱼肉不长胖？

与其他肉类比较，鱼肉的确是减肥者的好选择，不但脂肪含量较其他肉类稍低，而且鱼肉的营养丰富，不仅因为其中的蛋白质含量高，容易消化，含有 B 族维生素和钙、锌、硒、碘等矿物质，更因为其中的脂肪富含 $\Omega-3$ 脂肪酸，对预防心脑血管疾病和促进智力发育有益。加拿大的营养师建议国民，每星期最少有三餐食鱼。

不过，吃鱼肉就不会胖的理论几乎是不能成立的。虽然鱼肉脂肪含量低，热量不高，但过多地摄入一样会导致肥胖，还可能带来健康问题。因为鱼肉含有丰富的蛋白质，蛋白质食用过多，同样会造成脂肪囤积。还会使得蛋白质在分解代谢过程中的副产物增多，加大肾脏、肝脏的负荷，引发痛风等疾病。

所以，虽要三餐有鱼，但绝对不能把鱼肉当饭吃，要吃得适量。即便是鱼肉，吃得太多，一样可以导致肥胖。

> **之心话语**
>
> 最好选择蒸和炖的方式烹调鱼肉，而且不要用太多的油，否则脂肪含量会大大提高。

用蔬菜水果做正餐既减肥又健康吗？

很多人减肥时都会以蔬菜餐或者蔬菜汤做主食，认为这样摄取的热量少，又不用挨饿，减肥又健康。但事实上这是一个极不健康的减肥法。虽然蔬菜的热量低，但若大量进食，不但会造成营养不平衡，更会导致胃口变大，恢复正常饮食后，就不太容易感到满足，继而进食过量，最终导致体重回升，甚至变得比以前更肥。

以水果做正餐也是如此，而且水果中含有果糖，食用过量后，也会造成体内脂肪的堆积。此外，长期以水果做正餐，不能满足人体对碳水化合物、矿物质、蛋白质等多种基本营养的需求，对人体的内分泌系统、消化系统等都会产生不利影响。以消化系统为例，对于肠胃功能较差的人来说，摄入的水果量太多，会加重消化器官的负担，时间长了消化和吸收功能都可能出现障碍，无法正常工作。水果中大量的糖分从肾脏排出，会引起尿液的变化，这就是临床上常见的"水果尿"。这种情况继续下去，还会引起肾脏的病理性改变。

所以，只吃蔬菜和水果的减肥方法是不可取的。

粮食和肉在减肥期间不能同时吃吗？

粮食中的碳水化合物以及肉类食品中的蛋白质和脂肪，是人体必需的三大能量营养素。人体必需的营养素大概有 40 多种，而各种营养素的需要量又各不相同，并且每种天然食物中营养成分的种类和数量也各有不同，所以必须由多种食物合理搭配才能达到膳食平衡，即从食物中获取营养成分的种类和数量应能满足人体的需要而又不过量，使蛋白质、脂肪和碳水化合物提供的能量比例适宜。因此，每餐注意搭配粮食和肉的摄取量才是科学的减肥之道。

减肥期间必须要拒绝巧克力吗？

甜巧克力由于含有太多牛奶和白糖，热量太高，吃了的确容易发胖，所以巧克力一度成为减肥的禁忌。其实可可粉含量在 70％以上的黑巧克力的热量没有人们想象的高，是糖和脂肪含量最低的巧克力之一，而且所含的脂肪很大一部分是不饱和的，并不会造成肥胖，还含有钙、磷、镁、铁、铜等多种对人体有益的矿物质。另外，消化吸收黑巧克力的过程还会燃烧掉体内的一些热量。只要掌握了科学的食用方法，吃些黑巧克力不但不会长胖，甚至有减肥的效果。比如瑞士是个巧克力大国，他们人均食用巧克力的量是我们的近 200 倍，但却是肥胖者最少的国家之一。具体怎么做呢？尽量饭前吃，把黑巧克力放在舌头上慢慢溶化，这样容易获得饱腹感，饭量自然就小了，最重要的是每日的食用量不要超过 50 克。

减肥就要告别甜食吗？

虽然完全拒绝甜食能快些实现减肥效果，但完全拒绝喜欢的食物并不是一种好的减肥方法，一个人的食欲长期得不到满足，很容易引起爆发性进食，最终得不偿失。其实，只要控制得好，甜食并不会影响减肥效果：

（1）做好阶段性的计划，严格控制食用量。

（2）注意计算甜食的热量。目前市面上出售的甜食大部分有热量和营养成分的标示，可以根据自己的情况选择。活动量低的人每天允许从甜食中摄取的热量范围是 150～200 千卡，运动量中等的人是 250～300 千卡，而高运动量的人可以是 400～500 千卡。当然，这个范围与体重、个人体质与三餐热量的摄取都有关系，因此应依照个人实际情况及三餐战略进行设计和调整。

（3）避免空腹吃甜食。因为空腹的时候，吸收热量的效果是最好的，而且很容易在不知不觉中进食过量。如果放在饭后吃，高热量的甜食能够与餐中的食物纤维一起消化，这样被吸收的热量会比较少。

（4）严禁甜食当宵夜。晚餐之后，身体对热量的吸收能力会变得出奇的强，在这个时间吃甜食，又马上上床睡觉，那么血糖就很容易转化成脂肪留在你的体内。

（5）慢慢吃、专心吃。吃得太快容易过量，而且慢慢享用甜食有助于热量的消耗，还有助于稳定情绪。

加班时间加餐铁定增肥？

很多白领人士在晚饭后还要加一段时间的班，这段时间很容易产生饥饿感，如果为了减肥而忍着不加餐，很可能会影响晚上的睡眠，时间长了还可能造成胃肠道疾病。其实加班时间加餐不但不会增肥，还有利于身体健康，当然，前提是要合理。

对脑力劳动者来说，加班消耗最多的是体内的糖，所以这时候最该补充的是碳水化合物，如以碳水化合物为主要成分的粮食类食物。为什么呢？作为最廉价的能量营养素，碳水化合物比肉类和高蛋白食物容易消化，能够更迅速地为人体补充糖，缓解饥饿感。而且碳水化合物所含的热量比肉类要低很多，只要根据自己的工作量，适当控制食量，并不容易造成脂肪堆积。最好将晚上加班时摄入的热量控制在 200 千卡左右，比较好的选择是一杯低脂牛奶加 2～3 片苏打饼干、清淡的汤面或咸粥等。

> **之心话语**
>
> 切忌在晚上加餐的时候食用过多高脂肪高蛋白的食物，这样会使血液积聚腹腔，影响各器官在睡眠期间的修复功能，还会导致脑部的供血量减少而出现多梦等症状，影响睡眠质量。

饮食不规律也会发胖

有些人因工作繁忙或个人习惯，常常日夜颠倒，饮食上更是饥一顿饱一顿，毫无规律可言。很多人都以为饮食不规律会让自己瘦下来，却不知道这样往往会更胖。饮食不规律对肠胃的吸收、消化功能不利，怎么会使身体发胖呢？

这是因为我们进食的质量和时间不只对肠胃有影响，对全身各个系统的功能都有影响，内分泌系统也不例外。在大脑中有一个垂体肾上腺轴，是人体激素分泌的指挥中心，其中胰岛素和肾上腺皮质激素有促进脂肪合成的作用。当生活不规律时，这两种激素的分泌就会相应增加，而甲状腺促进脂肪分解的功能就会相对下降，从而导致体内脂肪堆积，长此以往就会引发肥胖。所以建议上班族们无论工作怎样繁忙，都要尽量做到每餐定时定量。可以在办公室准备一些牛奶、麦片等健康方便的食品，以便及时解决饥饿问题。同时，还要尽量少熬夜，让自己每天起床的时候都能神采奕奕。这样既不容易发胖，又能提高工作效率。

偶尔撮一顿，解馋不发胖？

一次暴饮暴食可能不会对身体造成太大影响，不过如果对这种情况没有充分的认识，认为隔三岔五大吃一顿既解馋又不会发胖，那就大错特错了。健康的身体源于生活的规律性，其中饮食规律具有举足轻重的作用。如果平素的饮食量、饮食时间都很有规律，就给身体一种信号，使身体适应这样的状态。"偶尔"撮一顿，不但会使自己的胃口越来越大，造成饮食过量，还会打乱身体的饮食规律，导致消化功能紊乱。况且这种大餐多是一些高脂肪、高蛋白、口味比较重的食物，还会以大量的酒水佐餐，又常被安排在晚上，回家后很容易就蒙头大睡，吸收的热量没能消耗，在酒精的作用下极易储存起来，时间长了，不胖也难。

啤酒肚是喝啤酒喝的吗？

很多人认为常喝啤酒会使人发胖，出现大大的肚腩，也就是人们常说的"啤酒肚"。那么啤酒肚真的是喝啤酒喝出来的么？事实上啤酒的热量主要来自其中的酒精成分和其他浸出物营养成分。啤酒的种类不同，含热量多少存在差异，但总体来讲都不是很高，所以喝啤酒本身并不会使人发胖。不过啤酒具有促进胃液分泌作用，能够增进食欲并促进消化吸收，如果边喝啤酒边吃高脂肪高热量的菜肴，那就难说了。

其实，啤酒肚的出现，可能是营养不良的一个信号。随着年龄的增长，人体的新陈代谢率逐渐降低，需要的热量也随之减少，但对各种维生素、矿物质等营养素的需求却更多了。如果不能均衡有效地补充营养，不但会有啤酒肚，还可能出现脱发、牙齿松动、皮肤干燥以及肌肉无力、便秘和大脑迟钝等现象。

此外，睡眠质量差也能造成啤酒肚。睡眠质量差，荷尔蒙的分泌会随之减少，荷尔蒙的缺乏会使体内脂肪组织增加并聚集于腹部，而且年纪越大影响越明显。

之心话语

要想消除"啤酒肚"，需要从多方面综合治理。比如，吃饭只吃七分饱；每天至少运动 30 分钟，多做腹部运动；睡前洗个温水澡等。生活中多给自己创造消耗热量的机会，少乘电梯，步行上楼，凡能站着完成的事，最好站着完成，如等人、打电话、看报、穿鞋袜等。站立时稍踮脚尖，使身体处于比较紧张的状态。

酸奶做正餐，减肥又健康吗？

酸奶中所含的乳酸菌有助于人体对食物所含营养素的吸收，能够增强人体的免疫力，预防慢性病的发生。此外，通过调整肠胃的细菌生态，酸奶可以改善因便秘和体内毒素堆积而造成的腹部肥胖，同时缓解下肢的无力感。长期饮用酸奶有助于保持肠道轻盈通畅，让身体免受瘀滞型浮肿的困扰。

正因为酸奶有这么多好处，很多人将喝酸奶视为减肥良方，甚至用酸奶做正餐。从热量摄入的角度来看，这种方法的确大幅度降低了热量摄入，从理论上讲的确有可能达到减肥的目的。但经过对以酸奶作为正餐来减肥者的跟踪研究发现，酸奶中大量的乳酸会加快人体对食物的消化，使人更容易产生饥饿感，从而大大增加减肥者的痛苦，最终导致减肥失败，甚至变得更胖。而且，长期以酸奶做正餐会给人体带来非常大的伤害，有可能造成严重的营养不良。

之心话语

酸奶虽好也要有选择性地喝，这一点对减肥者来说尤其重要，减肥时尽量选择脱脂酸奶，随时都可以喝，可补充在减肥时吸收不够的各种营养，但每次都不要喝太多。

第四步

科学运动是关键

"生命在于运动",长期、有效、合理的运动可以使我们保持健康的体魄和旺盛的精力。养成科学的运动习惯也是减肥道路上很关键的一步。

工作繁忙咱不怕，上班下班运动佳

忙忙碌碌的生活让你实在无法安排运动时间吗？那就把上下班途中、等车以及乘坐公共汽车的时间好好利用起来！

1. 尽量走路上下班

同时还要注意：

（1）走路的姿势非常重要，挺胸、收小腹，臀部夹紧，千万不要弓腰驼背。如果走路时不紧缩小腹，不管你走多少路，也无法刺激你的腹部肌肉，你的小腹就不会缩小。此外，驼背会破坏身体的平衡感，降低走路的运动效果。

（2）加大走路的步幅。将走路作为一种减肥的运动，就不能像平常散步一样随便，要适当加大步幅，只有大步流星地向前走，才能运动你的大腿肌肉，避免萝卜腿出现。

（3）甩包练手臂。女性外出一般都会携带提包，在不妨碍别人的情况下，可以把它当成"微型运动器械"前后甩动，这种甩包的动作可以锻炼手臂肌肉。但要注意，如果包过重就不要前后甩动了，不然不仅容易损伤肩关节，还可能打到周围的路人。

2. 等车时的运动

等车、等信号灯的这段时间，你也不是无事可做，可以利用这段时间进行收腹练习。将注意力集中在腹部，全力收紧，感觉仿佛肚脐贴近后背，坚持 6 秒钟后还原。这样简单的练习不受条件限制，只要有时间就做吧！

3. 坐在公共汽车上可以轻松地做做运动

腿呈 90°摆好，脚跟固定不动，脚尖上上下下反复摆动，这个动作可以锻炼小腿肚的肌肉，让小腿线条更匀称。同时，坐着的时候还能够锻炼腹肌：双臂撑起身体，臀部抬离椅面约 5 公分，双腿并拢悬空，尽量保持这个姿势，能坚持多久就坚持多久。

4. 站在公共汽车上也能做很多小运动

（1）用手抓住车上的栏杆，两手反复握紧、放松，用力做，可以让手腕变细。

（2）双手抓紧吊环，双脚微微打开，将身体前倾，此时能感觉腹部肌肉紧绷，可以锻炼腹部肌肉。如果够不着车子上面的栏杆，可将脚跟跷起，像芭蕾舞演员一样用脚尖站立，累了再放下。如此反复练习，可以美化小腿的线条。

跑步减肥，你的方法对了吗？

跑步是最简单易行的减肥运动之一，对运动条件要求不高，学会科学地跑，能够显著地提高跑步减肥的效果。

空腹跑和饱腹跑都不好

每个人的生活习惯和时间都不同，跑步既可以安排在早晨去公司上班前，也可以在下班回家之后，选择适合自己的时间跑步就好。但需要注意的是，空腹时和饱腹时都不适宜跑步。空腹跑步容易头晕眼花，体力不支。运动时人体代谢旺盛，能量消耗增多。在空腹的状态下长时间锻炼，血糖大量消耗，又得不到及时补给，则血糖浓度迅速降低，会造成脑部血糖供应不足，影响脑和交感神经功能，出现头晕、眼黑、心慌等症状。饱腹跑步会影响食物的消化吸收，容易造成运动中腹痛。因为运动会使血液从消化系统大量地流到运动器官，对健康不利。跑步的最佳时间是在饭后 2 小时左右。如果喜欢在清晨跑步，可以提前 30 分钟左右饮用一些能够补充体力的运动型饮料或者吃根香蕉，跑完后过 30 分钟左右再吃早餐。

逐渐延长跑步时间

不要一开始就给自己定很长的跑步时间，那样会给身心都造成压力，可以根据自己的身体状态和体力来定时间，起点低一点没什么不好，可以先定为 10 到 20 分钟，等到身体适应之后，再慢慢延长，重要的是能长期坚持。

以"微笑节奏"来跑步

跑步的目的是强身健体，所以并不是跑得越快越好。能够保持呼吸顺畅的速度就是适合你的跑步速度，最好能在跑步中有余力跟认识的人微笑着交谈几句，这就是以"微笑节奏"来跑步。一定不要为了适应别人的速度而勉强自己，应该根据自己的节奏来跑。而且还要注意根据气温、风向等天气的变化适当调整自己的速度。最重要的是，一边跑一边跟自己的身体交流，注意身体的需求。

每周跑 2～3 次比较好

为了不半途而废，最好不要一下子把目标定得太高，那样心理压力太大，但也不能太低，如果目标定为一周跑步一次，一次没跑就会有彻底放弃的危险。一周 2～3 次比较好，周一至周五可以跑一到两回，周末再安排一次。另外要求自己每天都跑步对身体也不是很好，最好控制在一周 5 次以内，超过这个范围，骨头和关节可能会在不知不觉中堆积疲劳，也会在心理上蓄积压力，容易导致各种疾病。

之心话语

　　在家中原地跑也是个好办法，找一块地毯或者垫子，在家中赤脚原地跑也可以达到减肥的效果，而且会比较容易坚持下来，可以一边跑一边看电视，如果隔三差五地跑上一集电视剧的时间，减肥效果可想而知。

健步走，走出窈窕

　　世界卫生组织认为，步行是最安全、最佳的运动和减肥方式，能使女人的曲线更为完美，臀部更翘，腰部更细。不仅如此，走路对身体健康还有诸多益处：

　　1. 增强心肺功能

　　长期坚持步行锻炼，可以增强心肺功能，改善血液循环，预防动脉硬化等心血管疾病，以及感冒等呼吸道疾病。步行还可减少荷尔蒙分泌，进而降低血压。坚持步行还能解决现代人运动不足的问题，帮助控制血糖，预防糖尿病。

　　2. 保持良好的身体状态

　　步行可促进消化液分泌，餐后步行可加快食物的消化和吸收，帮助代谢系统更好地工作，从而保持良好的身体状态。每天晚饭后走路也不错，有助于提高睡眠质量，使得第二天的工作状态更好。

3. 能够解忧减压、提高工作效率

步行中双脚得到锻炼，有助于改善体内自律神经的操控状态，让交感神经和副交感神经的切换更灵活，有助于缓解压力和解除忧虑，使大脑思维活动变得更加清晰、活跃，有利于提高工作效率。

4. 防治颈椎疾病

头部重量约占体重的 1/10，都由颈椎与覆盖颈部到背脊的肌肉支撑，如果长时间伏案工作或坐姿不良，会使肩胛肌的负担过重，肩膀和颈椎就容易僵硬酸痛，导致颈椎疾病。如果能每天坚持以正确的姿势步行——昂首远望、抬头挺胸、双肩大幅摆动，有助于改善颈部积累的疲劳，防治颈椎疾病。

5. 预防骨质疏松

经常步行可增加钙的沉积，减少钙的流失，从而使骨骼变得强健，降低患骨质疏松的可能性。

不过如果只是吃完晚饭后出门随便走几圈，即使每天晚上散步 2 小时，并不会有多大效果。要真正达到锻炼和减肥的效果，首先要学会健步走：保持背部挺直、

前胸展开的姿势，这也是理想的呼吸姿势，收腹提臀，微微踮起脚尖；走起来脚后跟先着地，将身体中心转移到脚底外侧，随之再转移到脚掌下面接近脚趾根的部分，双臂摆动的幅度尽量大些；目视前方，均匀地呼吸，也可以配合腹式呼吸，即吸气时腹部鼓起，呼气时腹部收缩。

还要注意定时、定量、定强度，做到有规律地走：

（1）定时：有规律的定时运动可以使身体产生记忆，有助于养成运动的习惯，并增强健身和减肥的效果。研究证明，一天之中运动的三个最佳时间段分别是上午 9～10 时，下午 3～4 时，晚上 7～8 时。

（2）定量：就是每次要保持一定的运动时间，可以走 20 分钟到 40 分钟，每周最少要走 4 次，但也不是走得越多越好。

（3）定强度：每次保持一个相对固定的步行强度，也就是说不能今天走快点，明天慢慢溜达。只有在一个时间段内每天保持一个相对固定的强度，让身体逐渐适应这个运动强度的刺激，才能发挥出健步走乃至其他有氧运动的最大效能。

健步走可以随时随地进行，白天有时间了就去走一走，晚上没事儿就去散散步。

之心话语

如果能够走路上下班，那真是一个既简便又经济的减肥好方法。即使不能走全程，也可以提前两站下车，再步行走完剩下的路程。走路时最好穿软底运动鞋、防滑鞋或平底鞋，到单位再换鞋。可以带瓶水上路，渴了可以少喝点水。走完时不可大量喝水，否则会增加胃肠的负担，容易感到疲劳。

办公室里怎样健体瘦身？

每天坐在办公桌前对着电脑不觉得腰酸背疼吗？那就站起来走走吧！总会有些空暇的时间，见缝插针地活动活动身体。介绍一些简便易行的小动作，工作间歇的时候做做，不但可以缓解你的疲劳感，促进头部血液循环，预防颈椎病，还有助于塑造体形，保持健美姿态。

为了更好地工作，一起来做几组运动吧，几分钟就好：

（1）头俯仰：头用力向胸部低垂，然后向后仰伸，停止片刻，以颈部感到有点发酸为度。两手交叉抱在头后，手用力向前拉，同时头颈用力向后仰，效果更好。

（2）颈侧屈：颈部用力向一侧屈，到感到有些酸痛的位置，保持几个呼吸，再向另一侧屈，换方向做。

（3）肩耸动：肩部是支撑头部的重要部位，但平时肩部活动的机会不多，比较容易积累疲劳。下面一组运动能够有效地缓解肩部疲劳：①两肩一上一下运动；②两肩同时向上耸动；③两肩上下前后环绕旋转。

（4）体侧转：坐正，双腿并拢，手于身体两侧扶椅子，头和上体缓慢地向左右两侧转动。

（5）体侧屈：两脚张开，与肩同宽，两臂自然下垂。保持背部挺直，上半身侧弯，到最大限度时保持几秒钟，还原，再向另一侧弯曲。

（6）弓箭步下蹲：大腿尽可能地与地面平行，双手放在耳侧，上半身尽量后倾，保持姿势 3 秒左右。换另一侧重复动作。

（7）腿抬伸：坐正，双腿并拢，一条腿向前抬起伸平，脚面绷直，保持几秒，放下，两腿轮流做几次。

（8）体放松：手放于大腿上坐好，全身放松，眼微闭，摒除杂念，闹中求静，呼吸自然深长。

这几个运动简便易行，随时可做，可以全部都练，也可根据个人需要选练。运动量和运动强度要循序渐进，以练习后不感到肌肉酸痛为度。这样每隔一两个小时就运动运动，长期坚持下来，在身体里形成记忆，吸收的热量就不容易被储存起来，而是随时准备着被调动。

之心话语

千万不要小看运动后的放松，这一步不但重要，而且说起来容易，做起来难。日常生活中大多数人总是处于紧张状态，也习惯于保持这种紧张状态而不自觉，所以全身肌肉都比较僵硬，各内脏器官系统都比较紧张。要想使身体内外都放松，最简易的方法是分段放松法：默想头部和大脑放松，然后颈、肩部放松，接着是胸部放松，心、肺、胃等内脏放松等，这样从头一直到脚，一部分一部分地放松。经验证明：练放松功可使全身神经、血管、肌肉全得到休息，血液循环畅通无阻，新陈代谢旺盛，既可消除疲劳，又可防治多种疾病。

游泳减肥好处多

游泳是一项全身性的有氧运动，在游泳的时候，人体从头到脚各个部位的肌肉都能得到锻炼。长期坚持游泳运动，不仅能够增强人体免疫力，增强心血管功能，有效地预防感冒以及颈椎、肩肘和心脏等方面的疾病，还能促进人体新陈代谢，达到健康减肥的目的。总之，游泳运动的好处有很多：

1. 有效减肥

由于水的阻力远远大于空气的阻力，在水里运动当然比在陆地上要消耗更多的能量了。同时，水的热传导系数比空气大得多，人体在相同温度的水里比在空气里散失热量快二十多倍，就需要消耗能量来保持体温，因而游泳消耗的能量要比一般陆上运动大得多。而且游泳属于有氧运动，能够有效地消耗脂肪，达到减肥的目的。

2. 健美体形

人在游泳时，全身松弛而舒展，身体各部分肌肉得到全面、匀称、协调的发展，虽然运动强度比一般陆地上的运动要大些，但不容易使人长出很生硬的肌肉块，长期坚持下来可以使全身肌肉的线条优美流畅。

3. 护肤美容

游泳时水的浮力、阻力对整个身体产生均衡、柔和的压力，是极佳的按摩。长期坚持游泳可以使皮肤光洁细腻，增加皮肤弹性，起到美容的作用，还能有效缓解精神压力，改善身心状态。

4. 避免下肢和腰部运动性损伤

肥胖者在陆地上运动时，下肢和腰部就会承受很大的重力负荷，容易损伤下肢关节和骨骼，还易疲劳，使运动能力降低；而游泳运动主要是克服水的阻力，肥胖者的体重有相当一部分被水的浮力承受，下肢和腰部会轻松许多。

之心话语

游泳时一定要注意安全。患有心脏病、肾脏病等慢性疾病者能否游泳，应遵医嘱。剧烈运动后不应马上下水，以防抽筋或引起其他疾病。此外要想获得好的减肥效果，除了要坚持游泳或者其他有氧运动外，一定要注意控制饮食。养成健康的生活习惯才能获得健康优美的身体。

矫正身姿的小动作

1. 锻炼之前的"伸展运动"

伸展运动可以拉伸筋骨和肌肉，让身体获得伸展的舒畅感，为下面的运动做好准备。最好不要在柔软的床上进行，在地板上铺张薄垫子来做这种运动更有效。

动作 1：身体躺平，两臂左右伸直贴地，身体呈十字形。单腿弯曲抬起，脚尖向另一条腿的膝盖内侧靠近。

动作 2：腿伸直向上举起与地面约成 60°角，另一腿绷直，保持姿势 5 个呼吸。

动作 3：将腿慢慢放下，斜靠在地板上，保持姿势 5 个呼吸，还原。

2. 对八字腿和 O 型腿都很有效的"屈膝运动"

动作 1：身体直立，单手扶椅背或桌子边缘等，两脚踝并拢，脚尖微微张开。放松肩膀，呼气，慢慢蹲下。注意动作中要保持双腿并拢，臀部不要后翘。

动作 2：吸气，慢慢恢复到站姿，接着呼气，慢慢踮起脚尖，注意此时两脚踝要并拢。这个动作还可以有效收紧脚踝的赘肉。

3. 能让身体柔软并矫正体形的动作

背部左右的肌肉顺沿方向不均，俗称"歪斜的身体"。这个运动的作用是让背部肌肉能均等而且柔软，也可非常有效地矫正不良姿势。

动作：双手扶支撑物，头和上半身慢慢向一侧转，到最大限度，要注意腰部尽量不要动。扭转动作太猛，容易使腰椎受到伤害。

跳绳跳出窈窕来

跳绳简单易学，是受到人们广泛欢迎的一种运动形式，也是一种良好的减肥运动。其动作简单，对场地、器械、天气等的要求较少，属于很经济实用的运动。

实践表明，跳绳运动对减肥确有明显的效果，特别是有助于减少腿部和臀部的多余脂肪。同时，跳绳能够刺激下肢，振动内脏，对心血管等身体器官能起到良好的保健作用。但要想达到良好的运动效果，就要保持一定运动频率和强度。最好一次坚持跳半小时以上，如果做不到，可以分段进行：5分钟为一节，每天可跳5~6节，每节间休息1分钟左右，每周跳6天，身体适应后再逐步加量。还可以参与多人跳绳运动，跳绳的方式可不断变换，以增加运动的乐趣，达到更好的效果。此外还要注意，跳绳时应选择平坦且比较柔软的地面，以避免可能造成的运动伤害。

之心话语

在家中原地徒手跳绳也是个好方法，还可以边跳边看电视。跳的时候身体要放松，保持呼吸平稳而有节奏，身体上部保持平衡，不要左右摆动，不必跳得太高。

不同年龄层需要不同的运动

运动的好处大家都知道，但很多人可能想不到，随着年龄的增加，需要安排不同类型的运动，来适应身体状态的改变。那么，处在不同的年龄阶段的人，应该选择怎样的运动才合适呢？下面为大家给出一些建议：

二十多岁：储备健康，拒绝肥胖

这个年龄段，身体功能处于鼎盛时期，心率、肺活量、骨骼的灵敏度、稳定性及弹性等各方面逐渐达到最佳点。这个年龄段的人可进行任何运动强度的锻炼。人体在这个年龄段通过强化肌肉锻炼，可以增进"常规体力"，通过耐力锻炼可提高心脏输血量。总之，这个年龄段的运动，就是在为今后的身体健康储备"资源"，也是为今后保持良好的体形打下基础，否则 30 岁以后再去减肥就很吃力了。

推荐高冲击性的有氧运动，如跑步、拳击等，运动后脉搏最好保持在 150～170 次/分钟。

这些运动能大量消耗热量，强化全身肌肉，增进精力、耐力、手眼协调能力。而且这些运动能帮助你排解心理压力，让你暂时忘却日常的烦琐事务，并获得成就感。此外，拳击还有助于培养信心、克制力与面对冲突的能力。

三十多岁：坚持运动，保持体形与身体机能

这个年龄段的人身体功能已从顶峰开始下滑，如果忽视身体锻炼，对耐力非常重要的摄氧量会逐渐下降。三十多岁的人，身体的关节常会发出一些响声，这是关节病的先兆。在运动前应注意做准备活动，如伸展运动，以保护关节、韧带等不在运动中受损伤。还要注意心血管系统的锻炼。推荐攀岩、溜冰、武术等减脂增肌的运动，这些运动还能加强肌肉弹性、特别是臀部与腿部肌肉的弹性，并增强身体的耐力、柔韧性，改善平衡感、协调感和增加灵敏度。此外，攀岩能培养专注力，帮助你建立自信并培养策略思考能力；溜冰能令人身心愉悦，有助于排解不良情绪；武术能训练冷静专注的思考能力。

四十多岁：运动以预防疾病为主要目的

与二十多岁的人相比，四十多岁的人肌肉的可锻炼性已下降约 25％，体力逐渐下降，肌肉逐年萎缩，身体开始发福。因此，超过 40 岁的人选择运动项目不仅应有利于保持良好的体形，更要求能预防常见的老年性疾病，如高血压、心血管病等。推荐低冲击性有氧运动，如健步走、爬楼梯或者网球、羽毛球等运动。健步走、爬楼梯能增加体力，锻炼下半身特别是双腿的肌

肉，长期坚持能够有效预防高血压、心脏病等慢性疾病，而且很适合忙碌的现代人利用上下班的时间来练习。网球、羽毛球能增强身体各部位的灵敏度与协调度，训练人的专注力、判断力及时间感，让人充满活力，也是很好的社交活动。这些运动也是调节心情、稳定情绪的好办法。

五十多岁：保持活力，调节心理

游泳是最适合这个年龄段的运动，如果能适当配合重量训练则效果更好。游泳能有效加强全身各部位肌肉的力量与弹性，而且有水的浮力支撑，不像陆上运动那么容易损伤关节。重量训练能坚实肌肉、强化骨骼密度，保持身体的运动能力。在心理调节功能上，游泳兼具振奋与镇静的作用；重量训练有助于缓解压力，排遣烦躁情绪。最好将运动后的脉搏控制在 130～140 次/分钟。

六十岁以上：在运动中娱乐身心

适合散步、交谊舞、瑜伽或进行一些水中有氧运动。散步能强化双腿，帮助预防骨质疏松与关节紧张；交谊舞能增进全身的韵律感、协调感；瑜伽能使你全身更富弹性与平衡感，对进行其他运动有辅助作用；水中有氧运动主要能增强肌肉力量与身体的弹性。这些运动在健身和减肥之外，最大功能是能够增加社交，为生活增添乐趣，使人精神抖擞，让老年人保持年轻的心态。

之心话语

选择运动时机很重要，由于机体的生物节律周期性变化，进行同样的运动，下午与晚间比上午会多消耗 20％ 的能量，所以在晚餐前 2 小时进行运动会比其他时间更有效地消耗脂肪。

瘦脸有高招，信心百倍士气高

高招一

双手四指并拢，放在脸侧，大约是上下臼齿的位置，由耳际向外画圆按摩，然后轻轻地拍打几圈。注意脸部肌肉要放松，嘴巴会是微微张开的样子。

高招二

动作 1：用双手中指和无名指，从眉间按压到太阳穴，重复 2～4 次。

动作 2：双手中指、无名指交替轻按鼻翼两侧，重复 2～4 次。

动作 3：四指并拢，由下颌至耳下、耳中，由鼻翼至耳上部，以螺旋画圈的方式轻轻按摩，重复 2～4 次。

动作 4：双手交替由下向上轻抚颈部。

高招三

拇指指腹置于颧骨下方，稍用力垂直轻压 2 厘米左右，然后轻轻上顶，再缓缓放松。

高招四

动作 1：像要吹泡泡一样努力鼓起嘴，保持 10 秒钟；再努力瘪起嘴，保持 10 秒钟。可减少脸上的赘肉。

动作 2：缓慢抬头，眼睛向上看，张嘴舌尖向上送，保持 10 秒，还原。重复 10 次左右。可减少下颌的赘肉。

动作 3：嘴略张开，下颌左右移动，反复 30 次左右。

之心话语

以上的指压按摩动作，适合两天做一次。过于频繁或过度用力的按摩，都有可能造成神经传导迟钝或肌肉松垮、挫伤。

修塑体形，器械训练不可少

大多数减肥者都会选择游泳、跑步、瑜伽等有氧运动来减肥，而不会进行器械锻炼，认为只有有氧运动才能达到良好减肥的效果。的确，有氧运动不但能够增加体内脂肪和糖的消耗，还能调节人体神经与内分泌功能，长期坚持的确能达到减脂增肌的减肥效果。但是有氧运动对脂肪的消耗是全身性的，其减肥的效果只能是使体形从一个较大的梨变成一个较小的梨。

身体各部位的线条美也是减肥者关注的问题，相对减脂效果明显的有氧运动，无氧的器械练习则对塑型更有效果。器械训练能够增加肌肉的弹性，压紧局部脂肪层，缩小脂肪组织体积，从而修塑体形。此外，器械锻炼结束后的数十个小时内，人体都将保持着较高的新陈代谢率，能够增加人体活动的能量消耗。且常见的臀部下垂、驼背、含胸等问题，都可以通过器械训练矫正。因此，要修塑形体一定要注意在进行有氧运动的同时，配合一定量的器械训练。

边看电视边瘦身

据调查，在许多国家，男人每周看电视 29 小时，女人则要超过 34 小时，如果能把这些时间都利用起来做运动，那么完全可以保证充足的运动量了。建议在看电视的时候做些比较平和的运动，这样既能减肥健体，又不至于分散看电视的注意力。下面就给大家推荐几组适合边看电视边做的瘦身运动：

颈部运动

动作 1：双手交叉置于脑后，下颌贴胸上部，然后双手向下压，同时抬头后仰。每分钟 5～10 次。

动作 2：仰卧，双臂自然贴近身体两侧。头部慢慢抬起，保持几秒，放下。每分钟 5～20 次。

肩部运动

动作 1：臂回环：双腿自然站立，双手握拳，双臂伸直，做大回环。每分钟环绕 40 次以上，直到感觉疲劳为止。

动作 2：双臂交叉侧平举：紧握双拳，做直臂体前迅速交叉动作。每分钟 40 次以上。

动作 3：双臂前、侧平举：握拳或持哑铃，双臂前平举和侧平举。每分钟 20～30 次。

臂部运动

动作 1：负重臂屈伸：站立，挺胸、收小腹，手握哑铃或整瓶矿泉水等。两臂分别向身体前方和两侧平举、推拉，或上举、放平；两手掌心向上，两小臂上翻至胸前，稍停，缓慢放下。也可单手交替进行：手臂向上伸直，然后慢慢向脑后弯曲，使哑铃置于颈后，保持几秒钟，再慢慢把手伸直。

动作 2：屈体后伸：站立两腿自然分开，上体与双膝微向前屈，直臂向前，两拳心相对，保持几秒钟。再平臂后伸与地面平行，保持几秒，慢慢还原。也可持哑铃进行。

动作 3：伸展动作：两臂前平举一只手臂弯曲，另一手臂平放其上，放松。然后两臂上下交换，放松。

胸部运动

动作 1：俯卧撑。每分钟 10～20 次。

动作 2：双手持哑铃自然站立，两臂交替前平举。每分钟 25～30 次。

动作 3：斜板卧推：仰卧于斜板，双手握哑铃置于体侧。然后两臂轮流向体上方推举哑铃。每分钟 20～30 次。

腰腹部运动

动作 1：仰卧起坐：基本姿势与传统的仰卧起坐相同，身体起至三十多度时保持姿势 1～2 秒，再慢慢放下，向上时呼气。每分钟 30 次左右。

动作 2："开倒车"：坐在垫上，双腿放平，双手放于身体两侧，身体有节奏地向后倒，但不触及地面。

动作 3：仰卧，双腿伸直，双臂上举。然后迅速屈膝收腹，双手抱膝，保持几秒钟，再慢慢伸展还原。每分钟 20 次左右。

动作 4：坐椅腹部练习：坐在靠背椅的边上，双手反抱椅背，感觉身体好像要从椅子上滑下来了，弓背塌腰，腰部要尽量贴椅面。双脚离地做踩自行车的动作，此时腿部肌肉要放松，动作幅度越大越好，反复练习，每天尽量坚持做 20 下。

动作 5：抻拉腰部两侧：坐在垫子上，将双腿最大限度地分开，拉抻大腿内侧筋脉，双手放在大腿根处，收紧腹部；接着将一只手臂向上伸直，同时身体向手臂对侧弯曲到最大限度，另一侧手臂可顺势放于身后。保持姿势几秒，换另一侧重复动作。这个动作可以将侧腰部的筋脉和肌肉充分拉开，同时消耗脂肪。

动作 6：伸展动作：匍匐于垫子上，上身稍抬起，眼睛往上看，保持姿势十秒，放松腹肌。

臀腿部运动

动作 1：幻椅式：直立，两脚分开与肩同宽，脚尖朝前，上身放松，臀部慢慢向后坐，就像要坐椅子一样，保持几秒，再站起来。

动作 2：弓箭步下蹲：单脚向前迈出一大步，挺胸收腹，上身挺直，后脚跟离地，后膝盖下沉，身体徐徐向下，再向上。

动作3：俯地挺身：跪在垫上，双手撑地，不同侧的手臂和腿同时抬起绷直，再慢慢上抬伸，到最大限度，保持几秒钟，再慢慢放下。

动作4：伸展动作："金鸡独立"式，一条腿支撑身体，另一条腿抬起放松。两腿交替进行。

臀部运动

动作1：仰卧，两胯上放一重物。然后臀部用力上抬，至最大限度保持几秒，再慢慢落下。每分钟做20次左右。

动作2：跪撑举腿：双手撑地，手指相对，两腿跪地，一条腿先弯曲至胸前，然后快速向后上方展直，至最大限度，保持几秒，还原，换另一条腿。

动作3：仰卧，头偏向一侧，双腿合并伸直，然后双腿尽量上举，与上体垂直，慢慢还原。每分钟20次左右。这个动作也锻炼腰腹部。

动作4：侧卧抬腿：直体侧卧，两腿绷直，头部枕在一侧胳膊上面，另一手臂屈肘于胸前撑地面。然后，将上面的腿抬起，至最最大限度，再慢慢还原。每分钟10～20次，做3分钟左右，再换另一侧重复动作。

大腿部运动

动作1：仰卧，双腿屈膝置于胸前，然后伸直上举，与上体垂直，再慢慢还原，每分钟15～20次。

动作2：坐地屈膝，两手握拳，拳眼相触夹在两膝间，然后两腿用力挤压两拳。

动作3：直立，一手扶支撑物，另一手叉腰，一条腿绷直用力侧摆。每分钟25～30次，做3分钟左右，再换另一条腿。

动作4：直立两脚分开与肩同宽，双手握拳，下蹲，同时双臂前并举，再站起。每分钟25～30次。

动作5：直立，双手叉腰。然后两腿交替屈膝上抬至胸前。每分钟25～30次。

动作6：跪腿后踢：双手撑地，双膝跪地，上体与地面平行，抬头目视前方。将一腿伸直，向后上方踢抬，还原。换另一条腿。左右各做一遍为1次，做15～20次。

小腿部运动

动作1：直立，两手扶支撑物，脚掌踩着一块砖头或一本比较厚的书，使脚跟悬空。然后将脚跟提起，到最大限度，保持几秒，放下，并让脚跟着地，感觉小腿肌肉被拉抻，保持几秒。注意保持平衡，不要左右摆动。每分钟做15～20次。

动作2：正坐，背靠椅子，双腿抬起伸平，脚面绷直，还原。每分钟 15～20 次。

之心话语

　　运动前 1 个小时，需要吃一点含热量的食物。如果空腹练习，会导致动作不到位，反而不能实现预期的效果。准备随时补充水分。服装材质要求快干、易排汗。晚上运动之后，不要再吃主食类的东西，以蔬菜、水果、牛奶为宜。整个练习过程中应保持均匀呼吸。

瘦腹有方法

　　腰腹部是最容易囤积脂肪的地方，也最难减下去，可没有我们做不到的，下面就教大家几个简便易行的方法：

揉捏速效收腹法

　　按摩有助于排毒、通淋巴腺，对运动减肥有辅助作用，配合按摩膏或润肤霜还有护肤美容的功效。

　　动作 1：仰卧，四指并拢，双手重叠，围绕肚脐顺时针画圈按摩，然后用指腹轻轻按压肚脐。

　　动作 2：在相同位置用指腹以旋转方式揉按。

　　动作 3：用双手于腰侧由外向内推按。

动作 4：双手握拳于腹部由外向内推。

动作 5：用指尖从肚脐位置向下推按。

简易收腹排毒操

这套按摩肠胃的排毒操，最好在饭后 2 小时进行，可以促进肠胃的消化功能，并明显收紧小腹。

动作 1：坐在垫子上，双腿并拢伸直，双手于脖子后面握住毛巾的两端。

动作 2：高抬双手，尽量向上伸直，身体前倾，让整个人伸展开来。

C 型瘦腹式

这个动作不但可以检测肌耐力程度，还可消除腹部脂肪、强化核心肌群。

动作 1：坐在垫子上，双腿屈起，双脚比肩宽一点点，两手交叉放在胸前，背挺直。

动作 2：两臂自然放于体侧，身体向后倾斜约 45°，眼睛看着肚脐，让上半身像一个 C 字，感觉腹部紧缩，肩膀及大腿尽量放松，均匀呼吸，保持 10 秒，再回到动作 1。反复做 5 次左右。

在娱乐中运动减肥

1. 登山

登山是极佳的有氧运动，可以促进新陈代谢，加速血液循环，还可以提高耐力和腿部力量，增强心肺功能。现代上班族整天在室内生活，不是对着电视就是对着电脑，被各种事物困扰，头晕脑涨。如果周末能出去登山，让自己置身于大自然中，尽情呼吸新鲜空气，痛快流汗，就能把一周的烦闷和疲劳通通丢掉。

2. 水中慢跑

如今，自由自在的水中慢跑已成为国外最受欢迎的健身运动之一。水的阻力是空气阻力的 12 倍，另外传热性比空气大，在水中跑 45 分钟所消耗的能量相当于在陆地跑 2 小时。水中慢跑尤其适合体重比较大的肥胖者，因为水的浮力作用能够保护跑步者的下肢不受震荡，关节不易受伤，运动后会有通体舒畅的感觉。

3. 逛街

这是最受女性欢迎的休闲方式之一，也是一种很好的有氧运动。与健身房里枯燥的器械训练相比，逛街不仅让女性在不知不觉中锻炼了身体，还愉悦了心情，是两全其美的健身方法。

4. 打保龄球

只要你打保龄球时姿势正确，全身二百多块肌肉都能得到锻炼。当你甩出保龄球的那一瞬，所有的怨气和苦闷好像都被一起甩出去了，那份快感怎一个"爽"字了得？得分的节节攀升让你找回了自信，几局下来你对工作和人生又充满了希望。

5. 滑冰

滑冰是集锻炼、娱乐于一身的健身项目。对懒人来说，滑冰是最轻松的运动，说说笑笑就能达到健身效果。滑冰主要锻炼腿部肌肉，并能提高肢体的灵活性和协调性。

6. 普拉提

这项运动对减肥、改善形体有近乎神奇的效果，它让那些下决心减肥却又禁不住美食诱惑的人找到了天堂。普拉提是调节和加强肌肉力量的妙招，既有针对手臂、胸部、肩部的练习，又有腰腹部和背部的力量练习，也有增强柔韧性的伸拉训练，各个部位都可以得到充分绷紧和伸拉。比起瑜伽，它在中西合璧方面做得更出彩，既融入了西方人的刚——注重身体肌肉和机能的训练，又融入了东方人的柔——强调练习时的身心统一，每个姿势都要求配合呼吸。而且它比瑜伽更简单，更易于掌握，运动强度也比瑜伽稍高。

7. 骑马

骑马可以锻炼你的敏捷性与协调性，并且可以使你的全身肌肉都得到锻炼，尤其是腿部肌肉。现代人神经终日绷得很紧，真的很累。想想周末做个牧马人，在蓝天白云下自由地驰骋，是不是能满足你那颗想飞的心呢？天大地大，而每个人的生活圈子只是世界的一隅，我们渴望脱离开那个小圈子，渴望更广阔的天地，也许在骑马的时候，可以实现我们心中飞驰的梦想。

8. 潜水

潜水是全身运动，其运动效果和游泳不相上下，不会游泳的人可以从中满足在水中娱乐的愿望。生活的一成不变，使你感到厌烦，也许在你的心底早已渴望变化和刺激，只是不敢尝试。潜水将会满足你对刺激和自由自在生活的期盼，在远离人群的水底，你仿佛来到一个与现实完全不同的世界，在这里，你可以不管不顾，好似一条自由自在的鱼，那份感觉真是快乐似神仙。从水底回到现实世界，你会有脱胎换骨的感觉，原本羁绊在心底的那些症结、烦恼也变得无足轻重了。

简单有效的睡前瘦身操

别小看睡前的几分钟，这时全身的肌肉处在最放松的状态，运动起来身心也最为舒畅。如果能利用这几分钟，伸展一下你的腰背，活动一下颈椎，不仅能缓解一天的疲惫，预防疾病，对瘦腰和纤背也有很好的效果，快来尝试一下吧。

睡前紧背操

动作1：双手双膝支撑身体，腹部与大腿部呈90°。

动作2：后背向上躬起，保持10秒。

动作3：一腿前屈，脚部不要接触地面，接着向后上方伸直抬起，颈部与身体保持平直。

动作4：身体恢复到起始状态。双腿交替重复动作。

睡前纤腰操

动作1：俯卧撑姿势，两手手指相对，身体挺直。

动作2：双臂支撑身体，头部尽量后仰，使上身与地面保持50°，保持此动作10秒。

睡前收腹操

动作1：坐在床尾，双手自然放于体侧，抬腿屈膝。

动作2：以默数到10的速度，将双腿慢慢向前伸直，脚尖后钩。再以默数到 5 的速度回到原来的位置。注意这个动作只要求腹部用力，背部、肩膀和手臂要尽量放松。

常做小动作必有大功效

1. 收紧背肌

挺胸抬头，上身略前倾，绷紧背部肌肉，提肩，放肩，反复数次。

2. 收紧腹肌

呼气，收紧腹部肌肉，坚持 5 秒钟左右，均匀呼吸，吸气放松。反复数次。有助于增强肠道蠕动功能，促进消化吸收。

3. 收臀提肛

吸气，用力收紧臀部和肛门的肌肉，保持 6 秒左右，均匀呼吸，然后呼气，放松。反复数次。可以消除腹部和臀部的多余脂肪，还能预防痔疮。

4. 收紧脚趾

脚趾使劲抓地，同时收紧小腿肌肉，保持 5 秒左右，然后放松，重复动作数次。

运动常识

运动减肥的原理

实践证明，防治肥胖症的最佳方法莫过于运动，运动能够有效减肥的原理是：

运动主要能源来自于人体中的糖和脂肪

在有氧运动中，肌肉对血中游离脂肪酸和葡萄糖的利用增多，使多余的血糖被消耗，不能转化为脂肪；同时也使脂肪细胞释放大量的游离脂肪酸，缩小脂肪细胞。

运动能降低血脂

人在运动时，肾上腺素、去甲肾上腺素分泌量增加，可提高脂蛋白酶的活性，加速富含甘油三酯的乳糜和低密度脂蛋白的分解，故能降低血脂。

运动能加快脂肪分解速度

经常从事耐力运动的人，其肌肉细胞膜上的胰岛素受体敏感性提高，与胰岛素的结合能力增强，胰岛素对脂肪分解有很强的抑制作用，当机体内的胰岛素分泌减少时，脂肪分解加快。

坚持运动能提高基础代谢水平

经过长时间系统的运动锻炼，人体的机能水平提高，特别是心功能增强、内分泌调节的改善，基础代谢水平提高，能耗增大。

之心话语

减肥运动的基本原则是：使消耗能量大于摄入的能量。即使减肥成功，仍然要将运动坚持下去，当作一种生活方式保持一生。任何时候中止，都可能因为基础代谢率变慢而再度长胖。

认识有氧运动和无氧运动

什么是无氧运动，什么是有氧运动

简单地说，以无氧代谢供能为主的运动形式是无氧运动；以有氧代谢供能为主的运动形式是有氧运动。一般运动 15 秒后，人体预存的 ATP 能量，也就是肌肉纤维收缩运动时能够直接利用的能源物质，就会被消耗完。这时候人体就会分解体内的葡萄糖、血脂肪酸和血氨基酸来继续供能。首先被分解供能的是葡萄糖，刚开始时，由于氧气供应不足，葡萄糖被分解供能的过程没有氧参与，只释放出少量的 ATP，所以被称之为"无氧代谢"。随着运动的继续进行，人体内的氧气供应开始达到平衡，在氧气供应相对充足的情况下，除葡萄糖外，血脂肪酸和血氨基酸也开始氧化分解，并生成二氧化碳和水，同时释放出大量的 ATP。由于这一过程需要氧的参与，所以被称为"有氧代谢"。所以也可以说，高强度、需要在短时间内有充足 ATP 供应的运动属于无氧运动，如百米赛跑、跳高、跳远、举重等；而持续时间长、强度低的运动就属于有氧运动，如慢跑、打球、游泳、爬山、骑自行车、健身操、太极拳等。

如何让有氧运动和无氧运动达到最佳的减肥效果

有氧运动被公认为是最好的健康减肥的方法，在长时间低强度的有氧运动中，人体内最大的能源贮备——脂肪成为主要的能量供给者。不过有研究显示，在进行有氧运动 15 分钟后，脂肪供能才开始启动，所以要达到减脂效果，就要将有氧运动持续 30 分钟以上，这时候运动所消耗的能量，基本上有 50％是由脂肪提供了。

无氧运动所消耗的能量主要是由储备在肌肉中的葡萄糖提供的，所以对消耗体内脂肪的效果不佳。但无氧运动能够强健肌肉，增加爆发力，有助于建立人体的肌脂平衡，提高基础代谢水平，从而增加运动的耗能量。所以对减肥者来说，无氧运动也是非常重要的，并不是可有可无。

最佳的运动减肥方案是将有氧运动与无氧运动结合起来，根据自身情况选择适合自己的运动，持之以恒，使运动成为自己生活的一部分。

运动过程中应该注意哪些问题

（1）运动前要让身体预热。每次运动前需要有个热身过程，活动关节韧带，抻拉四肢、腰背肌肉。然后从低强度运动开始，逐渐进入适当强度的运动。

（2）注意掌握运动量和运动强度。自我感觉是重要指标，如果感到有点心跳加快、轻度呼吸急促、周身微热、面色微红、津津小汗，这表明运动适量；如果有明显的心慌、气短、心口发热、头晕、大汗、疲惫不堪，表明运动过量。当然如果始终保持在"面不改色心不跳"的程度，那也不可能达到运动的目的，还需要再加点量。

（3）适当安排运动频率。没有运动基础的朋友可一周安排运动两次，留出足够的时间使机体得到充分的休息，以消除疲劳，身体可以在休息的时间里适应新的代谢节律。一段时间后，可根据自身情况增加到每周三四次，但没有必要天天健身，使自己疲惫不堪。运动是希望增进健康，使自己精力充沛，又何必要让运动把自己弄得很累呢？

运动再多也瘦不下来是怎么回事？

很多人运动了一段时间后，发现效果并不明显，就会很懊恼，甚至选择放弃。为什么不静下心来了解一下到底是怎么回事呢？下面就列出几条可能的原因：

1. 运动强度不够

运动能提高身体的基础代谢率，增加耗能量，因此有助于减肥瘦身。想要通过运动达到理想的减肥效果，就要保证一定的运动强度。理想的运动强度一般为，运动半小时到一小时，心跳达到每分钟 130～175 次，低于这个强度很难有效果。如果坚持运动却没有瘦下来，很可能是因为运动强度不够。

2. 只做无氧运动而没有注意搭配有氧运动

短时间、大强度的运动基本上不消耗脂肪，比如无氧运动，但如果能与有氧运动配合起来进行，无氧运动就能够很好地发挥平衡肌脂比例的作用，对减肥也会有好的效果。

3. 没有控制好饮食

除了运动本身的问题之外，我们还需要注意运动的同时是否进行了合理的饮食控制。对减肥而言，运动和饮食控制是密不可分的方法，缺一不可。运动减肥期间，因代谢率提高，胃肠运动增强，往往食欲大增，给节食带来一定困难。但若不能很好地控制饮食，减肥效果往往不会理想，甚至出现反弹。

所以，如果运动没有带来好的减肥效果，就认真检查一下自己的运动饮食计划吧，看看制定得是否合理，执行得怎样。

之心话语

减肥者应尽量保持规律的生活方式和良好的心理状态。规律的生活可以帮助你的身体建立良好的运行模式，防止疾病和肥胖的发生；有良好的身体和心理状态，才可以使你对外界的良性刺激有更好的回应，对不良刺激有较强的抵制能力，不至于陷入情绪性进食。

运动前热身有助燃脂减肥

运动前抻抻胳膊、伸伸腿等热身运动可以使躯干、四肢的肌肉活动开，避免运动拉伤或扭伤。而小强度的有氧热身运动则能最大程度调动身体积极性，同时也调动了身体里积蓄的脂肪，使其在随后进行的运动过程中能充分燃烧。同时身体的调节功能也会得到改善，内脏器官的机能惰性得以克服，新陈代谢加快，有利于机体达到最佳状态，达到更好的锻炼效果。

热身运动的时间一般安排 10～20 分钟，让身体达到心跳加快、微微出汗的状态，此时身体中的氧和营养会被更多地输送到心脏和肌肉，为你的减肥运动做好准备。很多人为了节省时间不热身而直接进行高强度的有氧运动，由于心血管系统和肺部还都没有进入状态，体温也比较低，肌肉的柔韧性不好，运动很容易对身体造成伤害。

在运动中科学呼吸

掌握了科学的呼吸方法，可以有效地提高运动效果，主要注意以下三个问题：

口鼻呼吸法，减小呼吸道阻力

运动时人体对氧气的需要量明显增加，仅靠鼻子呼吸已不能满足机体的需要。因此，人们常常采用口鼻同用的呼吸方法，即用鼻吸气，用口呼气。活动量较大时，可同时用口鼻吸气，口鼻呼气，这样一方面可以减小肺通气阻力，增加通气，另一方面，通过口腔增加体内散热。有研究证实，采用口鼻呼吸方式可使人体的肺通气量较单纯用鼻呼吸增加一倍以上。注意在冬天进行体育锻炼时，嘴不要张太大，以免冷空气直接刺激口腔黏膜和呼吸道而产生各种疾病。

加大呼吸深度，提高换气效率

在刚开始运动的时候往往有这种感觉，虽然呼吸频率很快，但仍感觉呼不出、吸不足、胸闷、呼吸困难。这主要是由于呼吸频率过快，造成呼吸深度明显下降，肺实际进行气体交换的量减少，肺换气效率下降。所以，运动时要有意识地控制呼吸频率，呼吸频率最好不要超过每分钟 30 次，加大呼吸深度，使进入肺内进行有效气体交换的空气量增加。呼吸频率过快还会造成呼吸肌的疲劳从而引发全身性的疲劳反应，影响锻炼效果。

呼吸方式与特殊运动形式相结合

不同的体育锻炼方式对人体的呼吸形式有不同的要求，人体的呼吸形式可分为胸式呼吸、腹式呼吸和混合式呼吸。呼吸的形式、深度、节奏等，应该根据具体运动形式进行调整，这不仅能保证动作质量，同时还能推迟疲劳的出现。比如，跑步时易采用富有节奏性的、混合式呼吸，跑 2～4 个单步一吸，再 2～4 个单步一呼；其他运动中，应根据关节的运动特征调节呼吸，一般在完成外展运动时，吸气比较有利，而在屈体运动时，呼气效果更好；练习气功、瑜伽等运动时，采用以膈肌收缩为主的腹式呼吸方式，效果较好；在进行太极拳、健美操等运动时，呼吸的节奏和方式应与动作的结构和节奏相协调。

根据出汗量控制运动强度

运动强度越大，排汗量越多。因为随着运动强度的增加，人体会产生更多的热量及二氧化碳和水等代谢物。而且为了保持正常体温，人体必须通过增加排汗量才能把多余的热量散发出来，也是在排泄体内的废物。因此，运动强度与排汗量成正比。所以运动中挥汗如雨代表你的运动强度够大，做功够多，但也提醒你，身体流失了大量的水分，运动中可以适当饮水。要注意的是，运动一定要见汗，但并不是出汗越多越好。可以根据出汗量来控制自己的运动强度。

第五步

健康心理做后盾

　　除了控制饮食和科学运动，还需要调整好心态、坚定意志来协助减肥，拒绝美食诱惑和坚持运动都需要良好的心态。如果你的减肥计划总是失败，那一定是你的"心理"击败了你。调整好心理状态，也是减肥路上不可缺少的一步。

心理调节如何对减肥产生作用？

一个人悲伤的时候，食欲会降低，所谓茶饭不思；在烦躁慌乱的时候，即使不饿也想大吃一通，这个现象反映出心理状态与食欲的密切关系。内心空虚，没有任何满足感，是产生烦躁情绪的重要原因，一个处于内心满足状态的人，是不会暴饮暴食的。有能力把握自己内心欲求的人，才有能力控制自己的食欲，取得减肥成功。

因此合理的减肥方法，应该是根据自己的体质、年龄、骨架大小、健康状态等条件，在合理安排饮食和运动的同时，注意心理调节。如：采用行为矫正术，以心理治疗的方式，指导其选配每天的饮食，改变饮食习惯，避免食物的诱惑；以及在体重下降时给自己适当鼓励等。此外还可以进行精神分析治疗。精神分析治疗的作用不仅在于控制和减轻肥胖者的体重，更重要的是改变肥胖者对自己身体的美丑、强弱等给予的主观评价。肥胖者的人格多不完整，对身体不满意的感觉强烈。通过这种心理治疗，可提高自我评价，增强自我价值感，获得心理健康。

减肥的心理训练

1. 奖励法

要学会奖励自己，在减肥过程中不断给自己鼓劲加油。可以不断为自己设置减肥目标，一开始的目标不必太高，每达到一个目标就奖励自己一些一直渴望得到的东西。这样在减肥的同时又增加了生活情趣。

2. 借力法

可以借助别人瘦身的成效来激励自己坚持不懈。把自己的减肥愿望与家人或朋友沟通，在你动摇时他们能够鼓励你，还可以帮助你控制进食量，监督你坚持运动，将减肥行动进行到底。

3. 想象法

想想肥胖可能引发的各种疾病，想象一下自己拖着臃肿沉重的身体在医院就诊的样子；想象一下一堆油腻腻白花花的油脂在自己身上是多么让人恶心；想象看到喜欢的衣服却穿不进去的情景……长期如此训练，就会慢慢坚定你的减肥意志，抵制住各种诱惑。

4. 转换法

进食所带来的身心愉悦，是导致肥胖的主要原因。这是因为食欲不光是生理欲望，更是一种心理欲望。很多时候我们的食欲仅仅是心理上的需求，这时候"吃"可以让我们忘记烦恼，感到轻松快乐。其实除了"吃"，生活中还很多事情可以让我们感到快乐。如果能积极地将进食的心理需求转移到别的事情上去，比如在产生食欲时出门打球、看电影等，控制饮食将不再是件苦差使。

5. 厌恶法

尝试用一些刺激性的物品，让自己对自己的肥胖状态感到厌恶，来保证减肥计划的实施。如将自己肥胖臃肿的身材夸张地画出来，然后贴在能够吃东西的地方，让自己一看到就觉得难受，甚至有些厌恶，再不想多吃。

减肥过程中需要哪些心理暗示？

人们在讨论如何塑造健美体形时，往往会注重训练计划、技术动作以及饮食营养等这些外在因素，却常常忽视了一个重要的内在因素，即人的心理作用。如果在健身时学会使用心理暗示，会收到事半功倍的效果。下面就给出几个有效的运动心理暗示方法：

（1）相信自己这次训练一定比上次完成得更好。

（2）去健身房前，想象自己可以完成更难的动作，让自己感觉到生活更有动力。

（3）富于进攻性。不要仅仅只想着完成运动，而是把运动任务看成你的敌人，要想着打败它们！

（4）不要轻言放弃。即使头几组练习进行得不太顺利，也不能因此随便应付后面的训练。

（5）不要抱怨。抱怨是减肥乃至生活的大敌。

（6）坚定信念。必须信任自己正在做的事情一定能取得好的减肥效果。

（7）不要给自己设定上限，没有什么是不可能的。你的思维延伸到哪儿，你的身体也会如影相随。

减肥者该如何控制好情绪？

在情绪不佳的情况下减肥，是造成减肥失败的主要原因之一。那么，我们应该怎样做才能在减肥过程中控制好自己的情绪呢？

首先可以采用自律神经训练法，通过使全身放松让自己的精神与肉体得到安定。这种方法曾经用于治疗身心症、精神病症，现在已作为一般性的健康疗法普及开来，具体如瑜伽、太极拳、气功等都非常有效。此外，冥想和自我暗示等手段也很有效。比如想象一下自己瘦了的样子，或具体想象一下如果瘦下来可以做些什么向往已久、却因为太胖而不能进行的事情。还可以采用联想办法，专门的医学用语称之为"自由联想"，即通过在脑海中具体描绘自己优秀的一面来进行自我控制的方法。另有一种方法叫做"印象训练"，许多运动员都采用。具体做法就是反复想象自己成功时的景象，如"我要突破对方的防守攻入一球"，"我要连续攻破高难度技巧动作"等等，使其输入大脑，最后在真正出现同样场面时发挥积极作用。

通过心理调节可以消除自我精神压抑，创造自我良好形象，从而有效地控制好情绪，达到好的减肥效果。

将减肥计划进行到底

减肥是一条不算短的路程，但却不是漫漫无边和没有希望，其实你每走一步都在向成功靠近。有时候因为种种原因，减肥者可能怀疑自己减肥计划的有效性，这对整个减肥计划成功与否，有着极大的影响。如果抱着挑战的想法和克服的心态，继续坚持下去，不仅能获得减肥的成功，也会让内心变得更为坚强！

此外，还应注意积极弥补减肥计划的不足，一旦感觉坚持不下去了就要认真想想，为自己设定的运动强度是否太大，运动项目是否适合自己，饮食安排是不是完全剥夺了你喜欢吃的食物。心理有什么不满足，都用笔记下来，这些都是需要在减肥过程中及时调整的，这样可以缓解你心中的"委屈感"，将减肥计划坚持下去。

结束语

在健康减肥的道路上，能够坚持一直走下去，并最终将健康减肥变成生活方式的朋友们，相信收获的不仅仅是健美的身体，还有一生的健康！我们希望这本书可以带你远离误区，增加认识，找到适合自己的减肥方法，健康、快乐地达到减肥目标。预祝朋友们减肥成功！